程氏针灸 Chengs

# 百年程氏养生经 2

养生大穴家用说明书

『程氏针灸』非物质文化遗产项目第四代传承人

国医大师程莘农院士嫡孙

程凯博士◎著

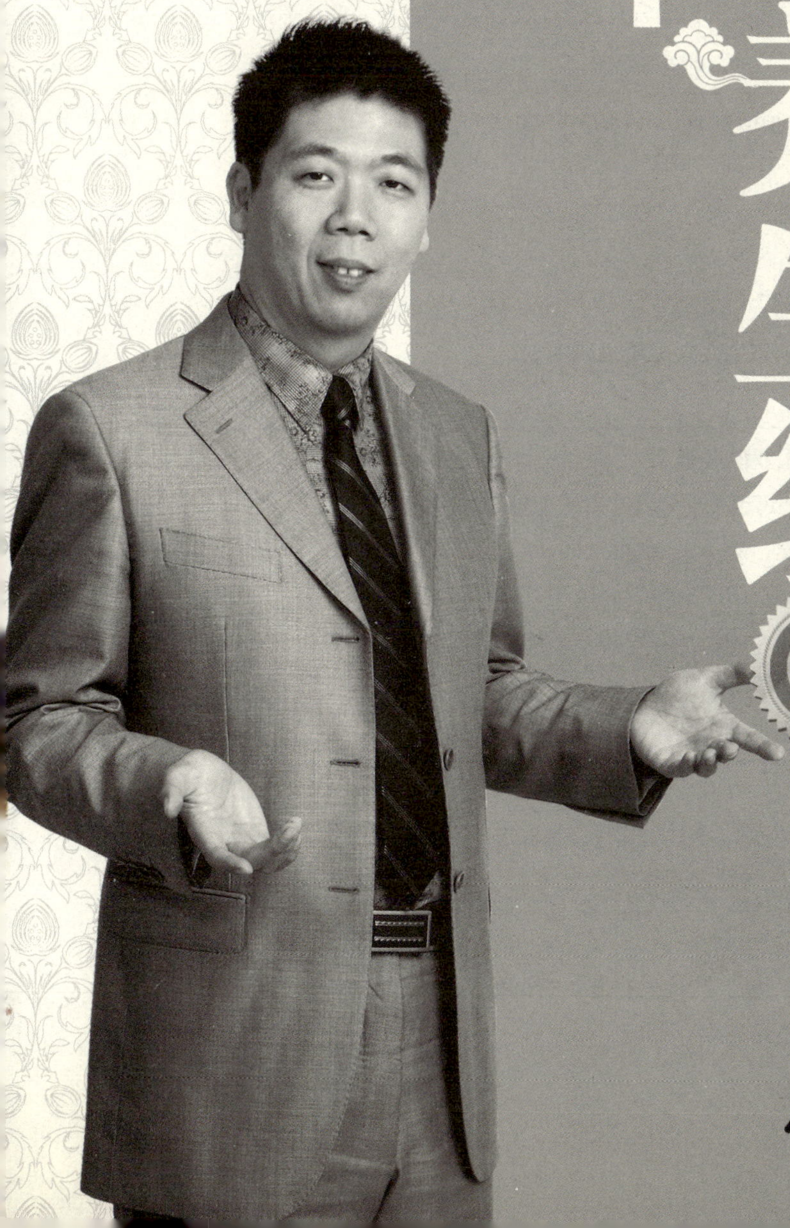

石油工业出版社

**图书在版编目（CIP）数据**

百年程氏养生经：养生大穴家用说明书. 2 / 程凯著.
北京：石油工业出版社，2010.6
ISBN 978-7-5021-7787-4

Ⅰ. 百…
Ⅱ. 程…
Ⅲ. ①经络－养生（中医）②穴位按压疗法
Ⅳ. R224.1

中国版本图书馆 CIP 数据核字（2010）第 082915 号

**百年程氏养生经：养生大穴家用说明书. 2**
**程凯　博士著**

---

出版发行：石油工业出版社
（北京安定门外安华里 2 区 1 号楼　100011）
网　址：www.petropub.com.cn
编辑部：（010）64523616 64523645
营销部：（010）64523603 64523604
经　销：全国新华书店
印　刷：石油工业出版社印刷厂

---

2010 年 6 月第 1 版　2010 年 6 月第 1 次印刷
710 × 1000 毫米　开本：1/16　印张：12.25　插页：4
字数：175 千字

---

定价：25.80 元
（如出现印装质量问题，我社发行部负责调换）

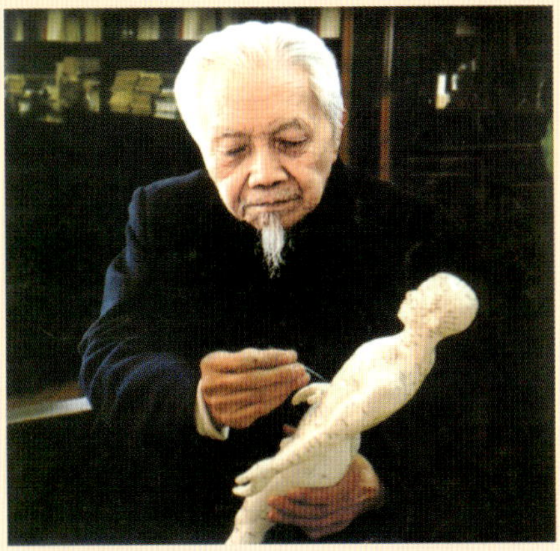

程凯博士的祖父程莘农是中国工程院院士、中国针灸届泰斗，行医70余年

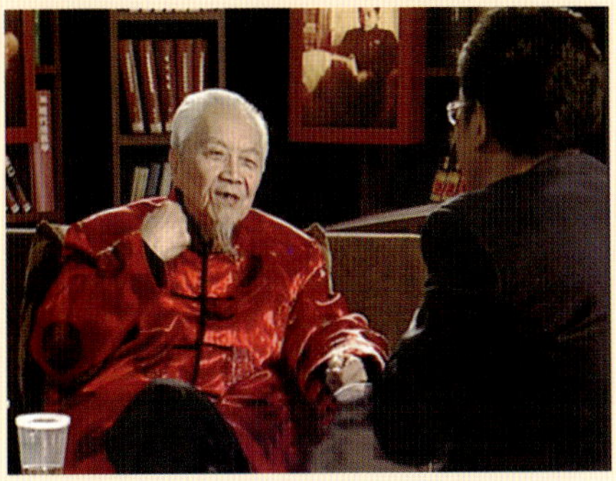

2005年5月10日中央电视台科教频道《大家》栏目采访程凯博士的祖父程莘农

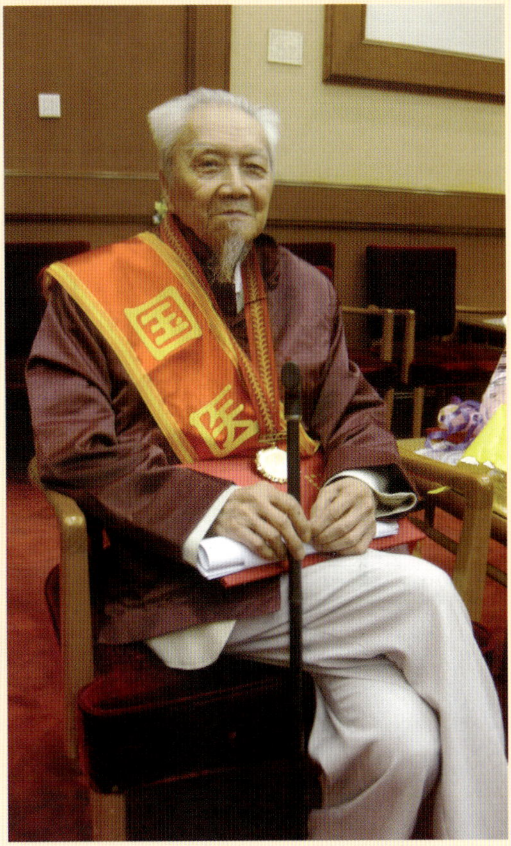

程凯博士的祖父程莘农院士获首批“国医大师”称号

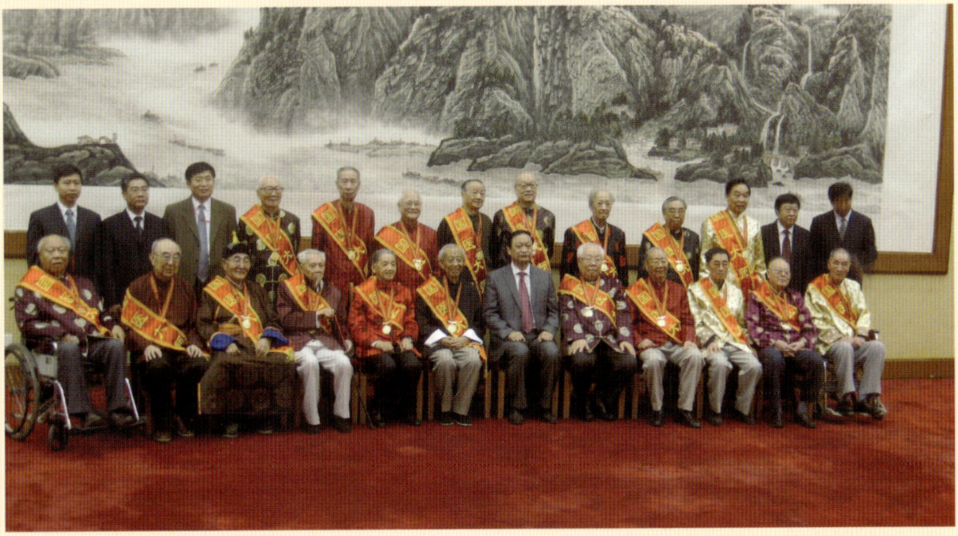

2009年6月19日首届国医大师在人民大会堂合影，程莘农院士位于前排左四

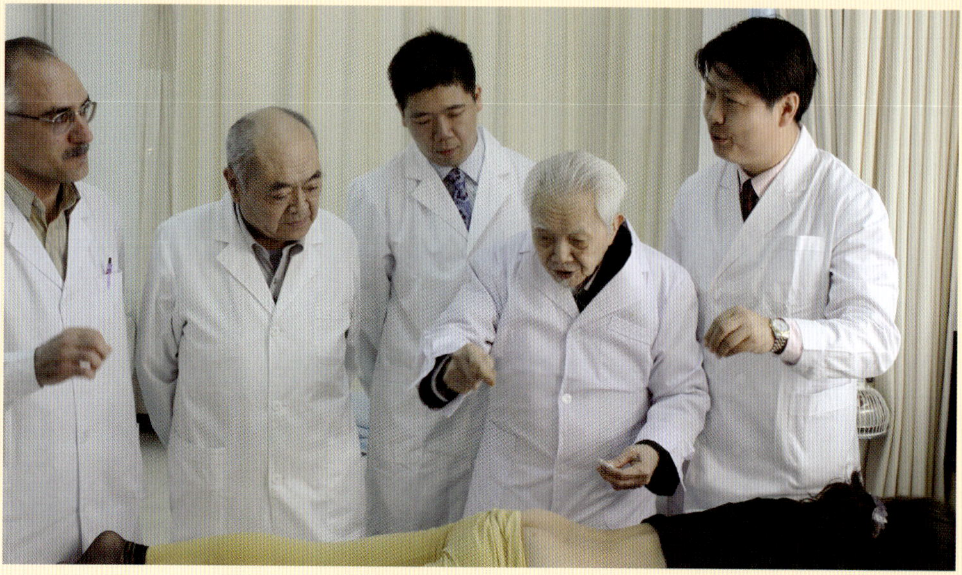

程凯博士跟随祖父、父亲出诊学习

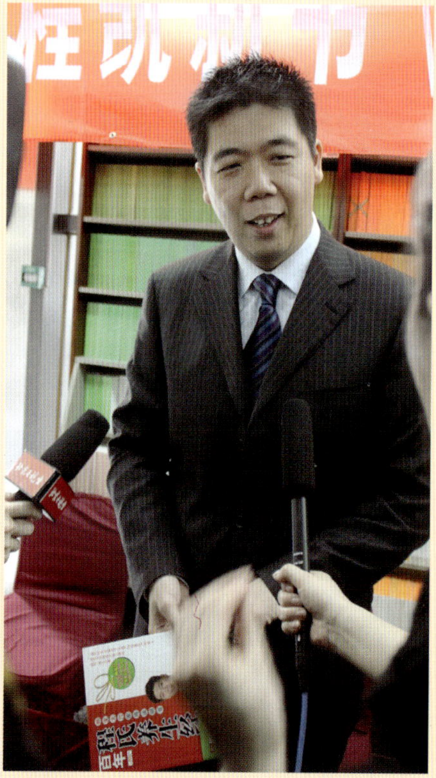

程凯博士在北京西单图书大厦《百年程氏养生经》（第一部）新书发布会上接受媒体采访

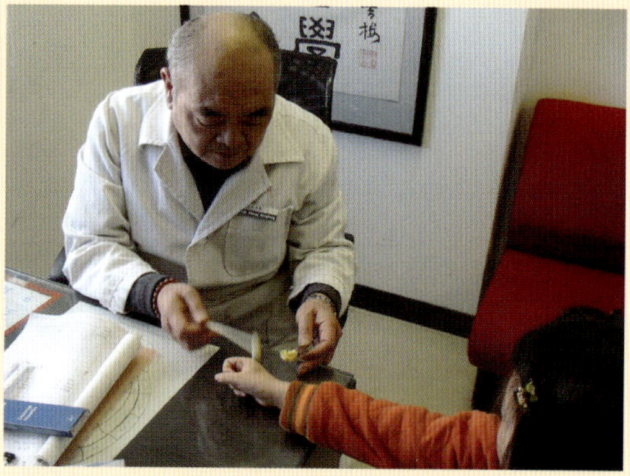

程凯博士的父亲程红锋是中国中医研究院针灸所副主任医师，擅长用梅花针叩刺疗法治疗儿童近弱视，行医40余年

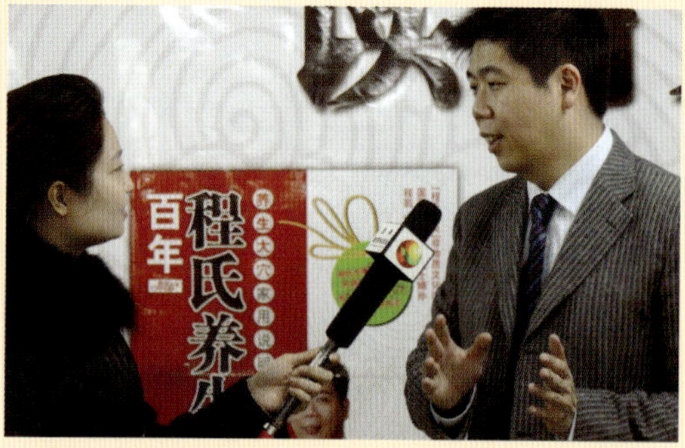


程凯博士在《百年程氏养生经》（第一部）的长春读者见面会上接受吉林教育电视台的采访

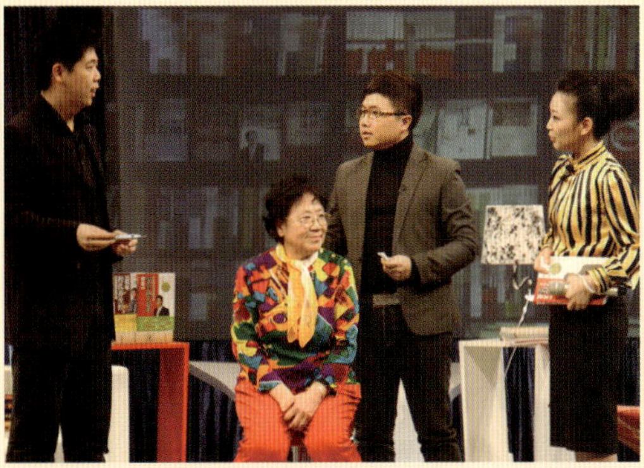

程凯博士在北京电视台《天天悦读汇》做现场演示

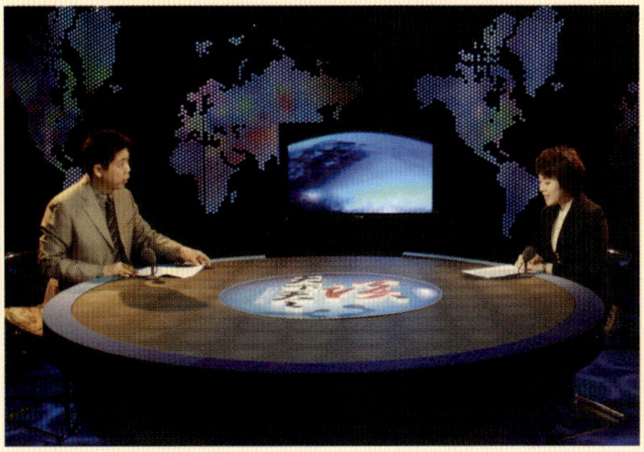

程凯博士做客北京电视台《天下天天谈》

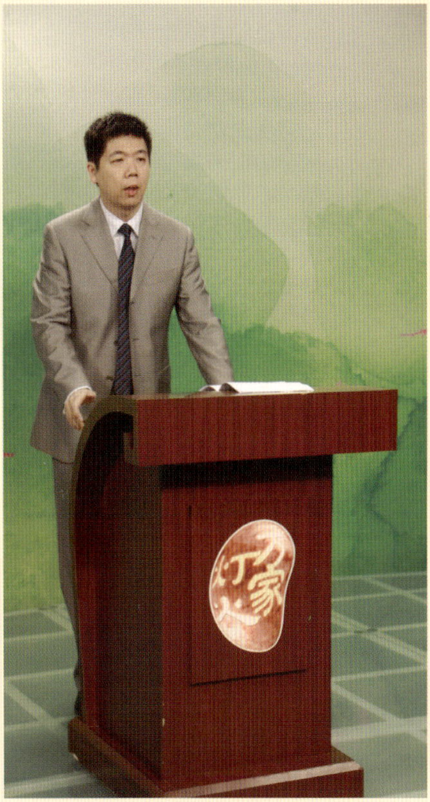

程凯博士担任江苏电视台《万家灯火》主讲嘉宾

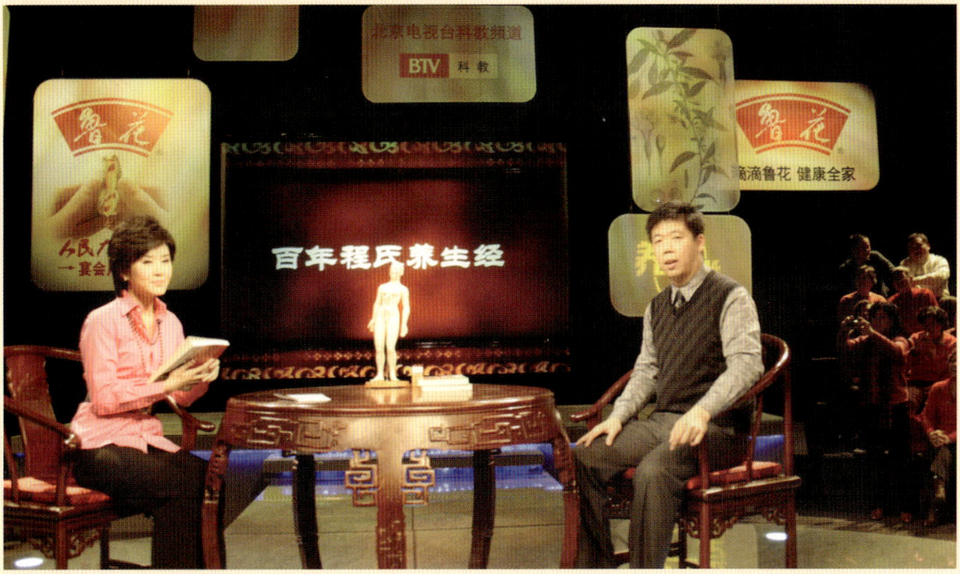


程凯博士在北京电视台《养生堂》录制的《百年程氏养生经》获得了该栏目的收视冠军

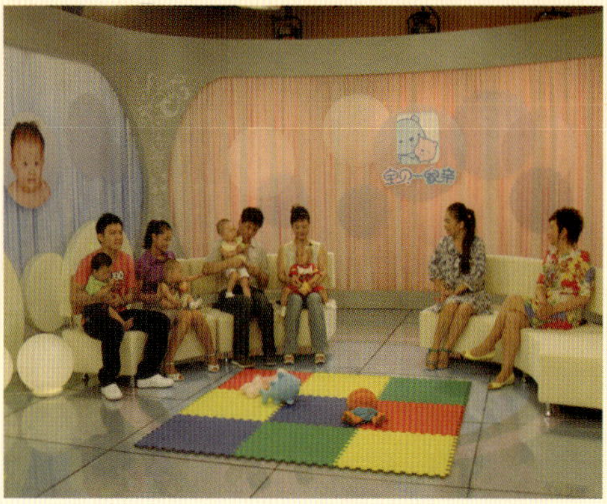

程凯博士在中央电视台《宝贝一家亲》栏目录制现场

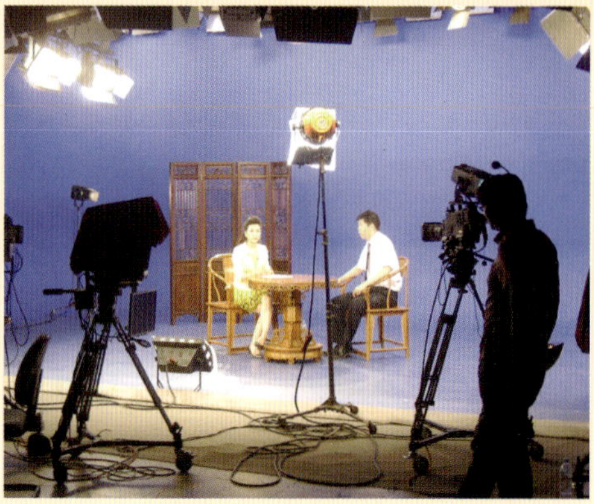

程凯博士在山东卫视《养生》栏目录制现场

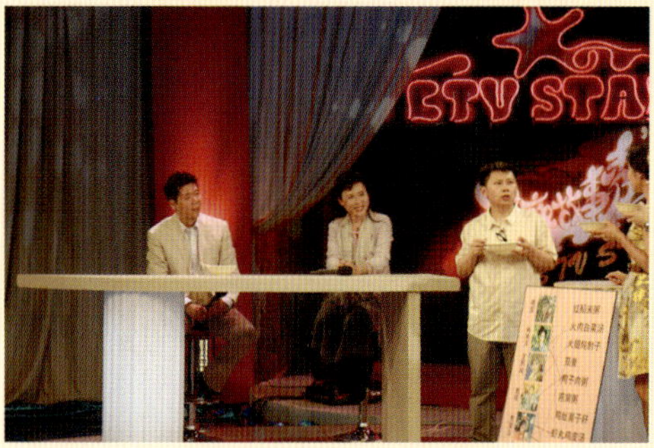

程凯博士在北京电视台《星夜故事秀》栏目录制现场

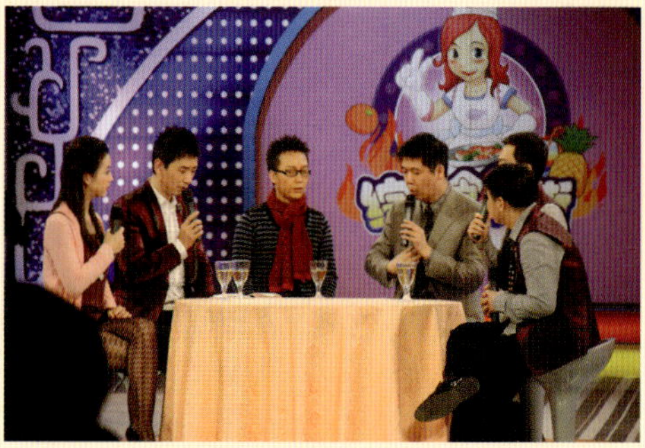

程凯博士做客天津电视台《综艺食8街》栏目

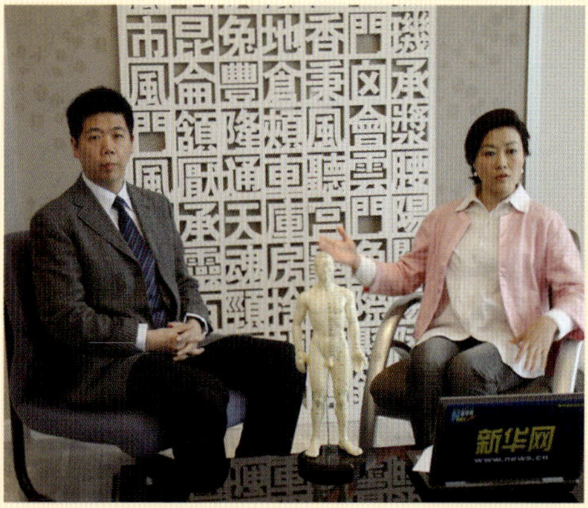


程凯博士做客新华网

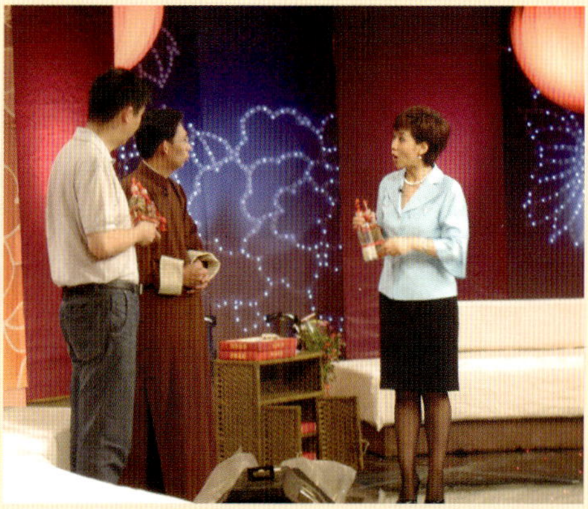

程凯博士做客北京电视台《中国节》栏目

# 前言

首先，感谢老读者对我一直以来的支持和鼓励，也感谢新读者对我的关注。《百年程氏养生经》第二部新鲜出炉啦！这本书当中所介绍的方法，已经被我们实践了成百上千次。我在做科普讲座或签售活动时，每次都会在现场随机邀请几位朋友上来，扎一针，甚至有些连针都不扎，只是点点穴，立刻就能缓解症状，用的就是这些方法。

还有些朋友会到我的博客里跟我交流，非常欢迎啊！也许您注意到了，我每天都在深夜亲自回复这些关于自己或家人健康的问题，除了想尽我所能帮助大家之外，还因为任何方法都有不同的适用的人群和情况，多收集一些朋友们的反馈，也有助于我不断总结更有效、更实用、更简便的方法。

有的朋友非常可爱，还会举一反三、发扬光大呢！

看过《养生堂》节目的朋友一定记得有一期讲了扎印堂穴有助于安神、治疗失眠。对了，就是我在主持人王宁眉心扎了一枚小小嵌针的那一期。那一期我印象也很深刻，一是因为当时我抓了一把嵌针在手心里给现场观众看，没想到大家上来就抢，100 枚嵌针一瞬间就没了，只留下两三枚扎在我手心里，好疼啊！二是因为一个有意思的小故事。

当时节目录制结束时，现场一位大妈问："我失眠，夜里三点就醒，醒了就再也睡不着了，可再细小的针我也不敢自己扎，怎么办？"

"您可以找一粒绿豆，用胶布贴在两眉之间，给印堂穴一种压迫感，然后入睡，一样有助于安神。"结果一周后她来找我看别的病，我问她绿豆安神之法有没有效果，她说："我回去就把你讲的方法给忘啦！"

合着就白讲了啊！

她接着说："谁知睡到半夜三点醒了，就想起你说的方法，我就找了一把绿豆，这我们家厨房有的是啊！可怎么也找不到胶布，这一找找到半夜四点，可精神啦，我想这下可坏了，今天别想再睡着了。突然啊，我看到我们家老头子在床头柜上放着一空火柴盒儿，我想你不是说给印堂一个压迫感就行吗，我就仰面躺在床上，把空火柴盒儿顶在前额眉间，你猜怎么着，后来我迷迷糊糊就睡着了！”

多可爱的大妈啊！为了这些可爱的、需要帮助的人们，我就是工作再忙，也要抽时间把没写完的部分补上。

读过《百年程氏养生经》第一部的朋友可能会注意到，书中只讲到了10个养生大穴，这与北京电视台科教频道《养生堂》节目中20期所讲的内容相差甚远，为什么呢？

中医治病讲究辨证，经络穴位用于养生保健也有适应范围，让大家掌握方法重要，明理则更重要，乱用不如不用，用了就要有效，身为老师，将道理给大家讲解清楚是很必要的。篇幅所限，所以只讲了10个穴位。说是10个穴位，其实也不尽然，因为每个穴位的内容中都包含了多个相关穴位，或类比印证，或配伍组合。

但您可能还是觉得不过瘾，所以我经常听到这样的话：“程博士，什么时候再多讲几个穴位啊？”

《百年程氏养生经》第二部就能够满足读者朋友们的愿望，除了《养生堂》节目中讲到的穴位外，我尽量多讲几个常用的穴位，并且在每个穴位的讲解中还介绍了几个相关穴位，努力让大家都成为真正的“穴位高手”！

好了，不耽误时间了，有问题记着到我的博客里提问吧！

（博客地址：dachengzhongyi.blog.sohu.com)

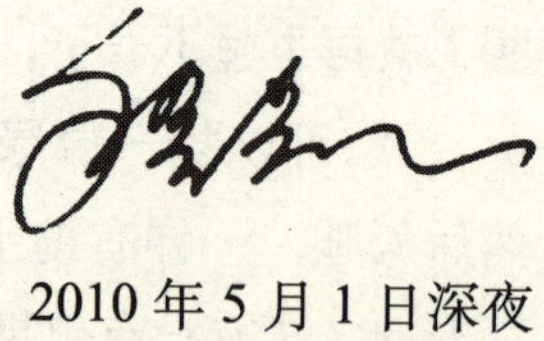

2010年5月1日深夜

# 目录

# 足三里

## ——万能穴、强壮穴、排毒穴、养颜穴

### 第一节　万能穴 PK 四十年面瘫

足三里，我认为是最难写的一个穴位。为什么呢？因为它太能干了。曾经有人对医学期刊上发表的临床研究论文做了统计，结果发现所有用针灸治疗的病症中，几乎都有足三里的身影，这简直就是一个“万能穴”啊！

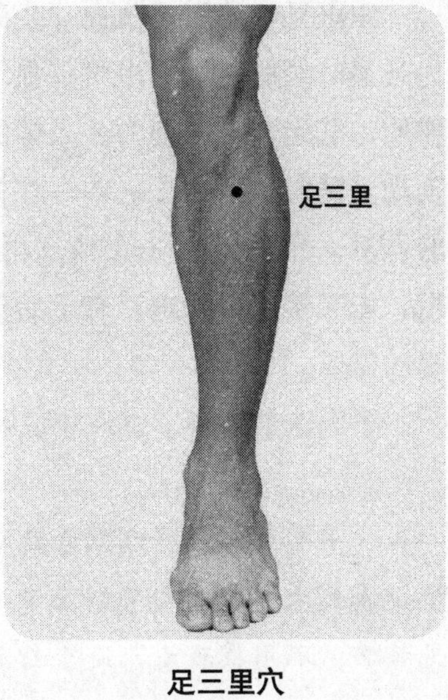

足三里穴

它能够治疗消化器官疾病、头痛、牙痛、神经痛、鼻部疾病、心脏病、呼吸器官疾病、胃下垂、食欲不振、便痢、腹部胀满、呕吐等。此外，对更年期障碍、腰腿疲劳、皮肤粗糙也很有效。

它具有调理脾胃、补中益气、通经活络、疏风化湿、扶正祛邪的功能。现代医学研究证实，针灸刺激足三里穴，在消化系统方面，可使胃肠蠕动有力而规律，并能提高多种消化酶的活力，增进食欲、帮助消化；在神经系统方面，可促进脑细胞机能的恢复，提高大脑皮

层细胞的工作能力；在循环系统、血液系统方面，可以改善心功能、调节心律，增加红细胞、白细胞、血色素和血糖量；在内分泌系统方面，对垂体—肾上腺皮质系统功能有双向性良性调节作用，具有提高机体防御疾病的能力。

## 先天精气后天养

足三里之所以万能，从中医角度上来讲，是因为它是足阳明胃经的合穴，合治内腑，以治疗六腑病症为主，而胃为大肠、小肠、膀胱、胆、三焦等六腑之首。足阳明胃经属胃络脾，与主管人体消化功能的脏腑密切联系，而脾胃，中医认为是人后天生存的根本。脾胃的主要功能是“运化”，即负责人进食的饮食物的消化、吸收以及将所吸收的营养物质和水运输、转送到全身各个脏腑、组织、器官，发挥营养、滋润的作用。人自脱离母体以后，要维持生存，就离不开两种必要的物质条件：空气、饮食。而脾胃就是主导人的食欲和营养物质的消化、吸收、分布利用的主要脏腑，所以脾胃的功能正常，就能够为全身提供正常的营养供应，人体的正气也就有充足的化生来源。

中医又称脾胃是气血化生的源头，这使阳明经成为所有经脉中气血最为旺盛的经脉，即“多气多血”的经脉。气血在经脉中流淌，血有形，是物质，气无形，是动力。人体的生理功能离不开血的滋养，也离不开气的推动。脾胃又是后天之本，在先天与后天的关系中，我们应该更注重后天的调养，也就是说先天精气再旺盛，也需要后天气血的滋养才能发挥作用；先天精气再亏虚，有了后天气血的适当滋养，也可以满足人体生长发育的需要。

下面这个故事，也许能说明这个问题。

一年夏天，我受邀到青岛参加崂山道教养生文化节，一位山东的朋友听说我要来，就非要带朋友来看病，说是面瘫。我说面瘫可是针灸科的常见病啊，不用找我看，是个针灸医生应该都会治啊。但他很坚持，说这个病人面瘫可不一般。

当这个病人走进我住的房间时，的确让我大吃了一惊：只见他40多岁年纪，右半侧脸颊肌肉深陷，已经萎缩了，样子有点吓人，走路还一瘸一拐的，好像右侧下肢也有点不灵活。

我问道："你这个面瘫得了很久时间了吧。"

"是啊，快40年啦！"

40年？按他的年纪推断，应该几岁时就得了，不过儿童患面瘫的比较少，症状一般轻微，由于还在生长发育期内，恢复得一般也比较快，不至于留下这么严重的后遗症，怎么得的呢？听了他的解释，我才知道，原来他在农村长大，那个年代、那种环境里，四五岁的孩子都自由着呢，没人管，加上年幼贪玩，常会跟在驴后面，一不小心被驴踢着了，正踢到右脸，伤了神经，是外伤性面瘫。

可下肢怎么会不灵活呢？我让他卷起裤腿来一看，只见右侧小腿足阳明胃经循行的胫骨外缘旁开约一指宽处，有一条明显的纵向凹陷，看来这下肢的问题也与面部神经受损相关啊，要知道面部和下肢正面都归足阳明胃经管理。

怎么治疗呢？我给他出了一个主意：批发艾条。

您没听错，我是让他批发艾条去，批发个一麻袋，然后找一个没人的地方，温灸患侧的足三里，一根接一根连续灸，注意不要烫伤皮肤，每天至少灸一个小时，天天坚持，直至脸部有蚁行感，症状即会缓解。

有效果吗？当然！一个月后他打来电话，说蚁行感出现，随即下肢活动明显灵活了许多，虽然脸部还没什么变化，但他有了信心，一定要坚持下去。这时我又告诫了他一下，在天气炎热的夏天不能灸，以免上火。

为什么在天气炎热的夏天不能灸呢？因为夏天阳气较盛，而温热的刺激又容易助阳，引起上火的症状。

小贴士

## 足阳明胃经循行路线

《灵枢·经脉》：

胃足阳明之脉：起于鼻，交頞中，旁约太阳之脉，下循鼻外，入上齿中，还出挟口，环唇，下交承浆，却循颐后下廉，出大迎，循颊车，上耳前，过客主人，循发际，至额颅。

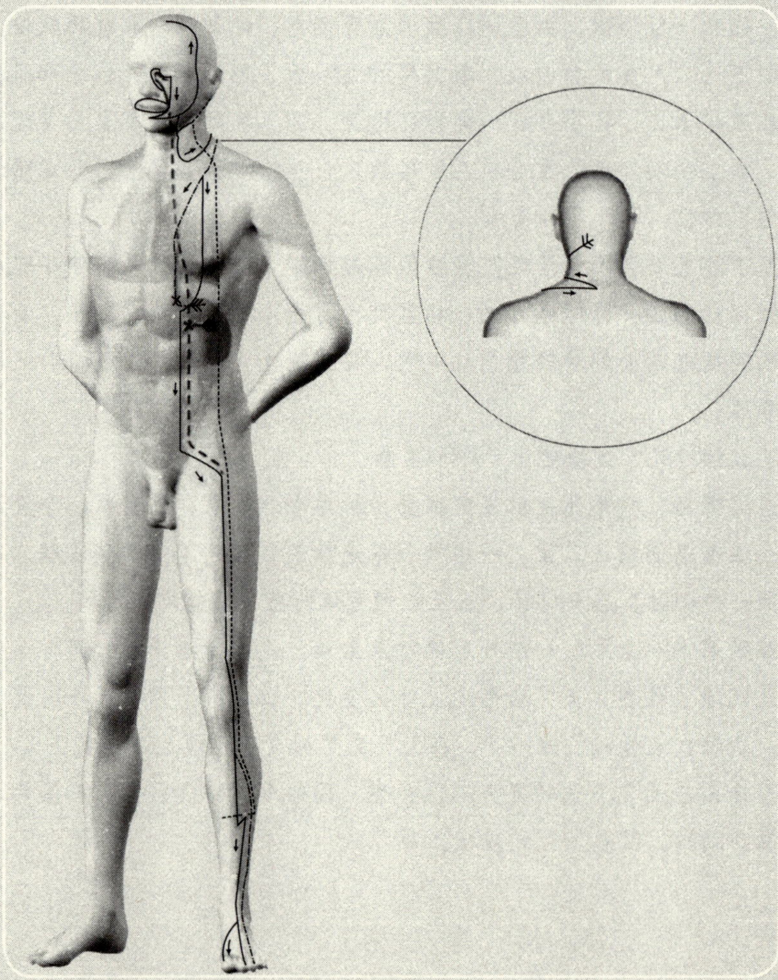

足阳明胃经循行

其支者：从大迎前，下人迎，循喉咙，入缺盆，下膈，属胃，络脾。

其支者：从缺盆下乳内廉，下挟脐，入气街中。

其支者：起于胃口，下循腹里，下至气街中而合。——以下髀关，抵伏兔，下膝髌中，下循胫外廉，下足跗，入中指内间。

其支者：下廉三寸而别，下入中指外间。

其支者：别跗上，入大指间，出其端。

释义：足阳明胃经起于鼻翼两侧（迎香），上行到鼻根，与旁边足太阳膀胱经交会，经内眼角、眼眶下、沿鼻两侧进入上齿，回出环绕口唇，向下交会于颏唇沟处（承浆），再向后沿口腮下方，出下颌（大迎）处分为两支：

一支沿下颌角上行到耳前，经过下关穴沿发际到达前额（头维）。

另一支下走人迎穴，沿喉咙进入锁骨上窝，并在此又分为两支：

一支向下经胸部通过膈膜，属于胃，络于脾，下行到腹股沟（气冲）与另一支汇合；

另一支经乳头沿腹下行，与内脏支会合于腹股沟处气冲穴，并沿下肢外侧下行，经足背到达第二足趾外侧端（厉兑）。

其循行至胫部及足背时均有分支分出，在腰部的分支从足三里穴处分出，进入足中趾外侧端。从足背（冲阳）处分出的一支进入足大趾内侧（隐白），交于足太阴脾经。

## 肚腹三里留，关键在找准

还记得前面介绍过的四总穴歌吗？头一句就是“肚腹三里留”，像什么消化不良啦、胃痛胃胀啦、便秘腹泻啦，凡是与消化有关的问题找足三里就对了。因为足三里除了是足阳明胃经的穴位外，还是胃的下合穴，这是更为重要的一个原因。

小贴士

下合穴，又称“六腑下合穴”。它是根据《灵枢·邪气脏腑病形》“合治内腑”的理论而提出来的。即指“胃合于三里，大肠合于巨虚上廉，小肠合入于巨虚下廉，三焦合入于委阳，膀胱合入于委中央，胆合入于阳陵泉”。

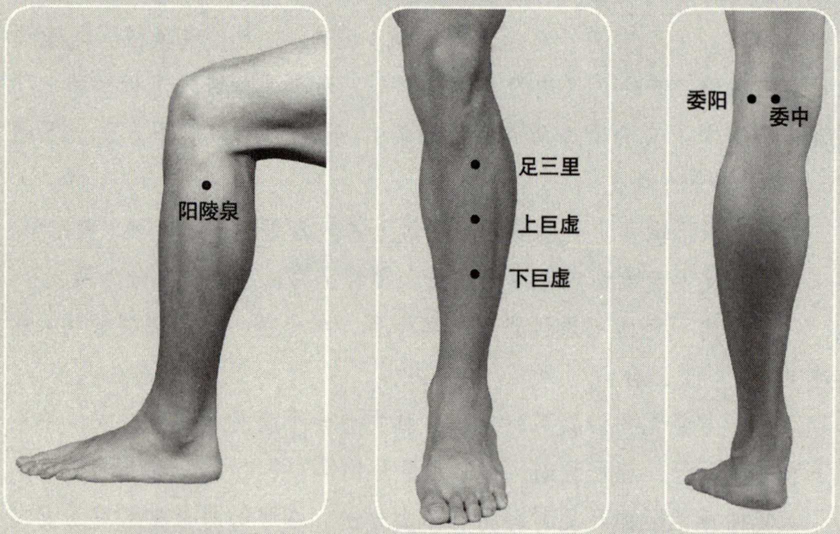

阳陵泉穴　　足三里、上巨虚、下巨虚穴　　委中、委阳穴

因大肠、小肠、三焦三经在上肢原有合穴，而以上六穴都在下肢，为了区别，故以下合穴命名。其理论根据首见于《灵枢·本输》“六腑皆出足之三阳，上合于手者也”。因“大肠、小肠皆属于胃”，所以，大肠、小肠的下合穴在胃经上；《甲乙》指出：“委阳，三焦下辅俞也，……此足太阳之别络也”。膀胱主藏津液，三焦主水液代谢，故三焦与膀胱关系密切，因此，三焦的下合穴在膀胱经上；胃、胆、膀胱三经的合穴，本在下肢，因此，以上六穴称为六腑下合穴。

下合穴的意思即是指六腑之气下注于足三阳经的部位。下合穴可以更加有效的调节六腑的功能，所以作为胃的下合穴的足三里穴，对胃的功能的调节也就效果比较明显。同理，当脾胃发生异常病变的时候，通过对胃的下合穴足三里进行刺激，同样可以起到良好的治疗效果。

但关键的问题是，你找准足三里了吗？

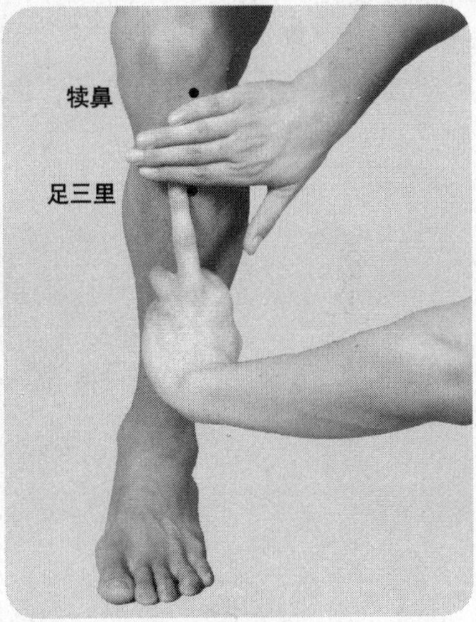

足三里屈膝一夫法取穴

这么著名而常用的穴位还能找不准？可最近我在临床中遇到许多自己在足三里进行保健灸的老年人，那个灸瘢的位置全不准确，正所谓“失之毫厘，谬以千里”，穴位位置不准，自然起不到好的保健治疗作用。

其实，不光这些没有医学知识的人找不准，连我们医学专业的在校学生有很多都找不准，这都是因为“三里”这个名字给闹的。足三里，取穴时总记得在犊鼻（又称为外侧膝眼，髌骨与髌骨下方的韧带外侧凹陷内）穴下3寸(四指并拢的宽度为3寸，又称一夫)，却忽视了取穴时最为关键的体位。自犊鼻穴下3寸取足三里的方法，一定要在屈膝90度的姿势下来取，而在临床中，针刺足三里时，包括在家里自灸足三里时，往往都是仰卧位，膝关节处于伸直的体位，这种体位下如果还以犊鼻为标准取穴，足三里就太靠下了。

不受体位影响的取穴方法又是什么呢？

程氏针灸之

## 足三里取穴法

在犊鼻下不远处，我们可以触摸到胫骨有一个骨性突起，在解剖上称为胫骨结节。在胫骨结节下缘再向下一横食指，旁开胫骨外缘一横中指处，取足三里。

这种取法，不受体位影响，准确而快速。

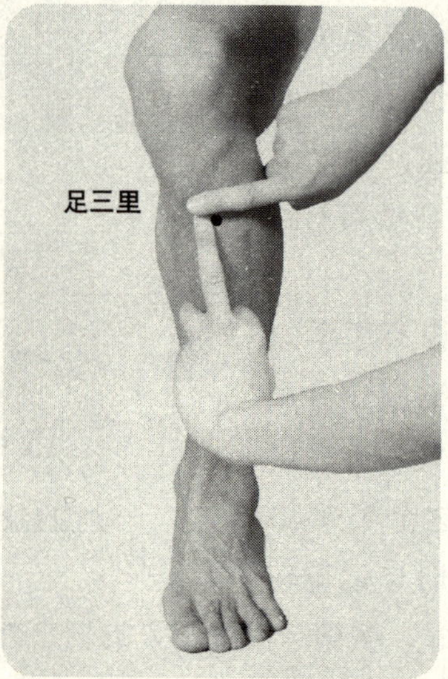


足三里胫骨结节下缘一指取穴

## 第二节 强壮穴PK不可避免的衰老

衰老，是一个必然的过程。没人有能够真正地抵抗衰老，但可以延缓衰老。我们只要知道自己什么时候开始衰老，从哪里开始衰老，在还没有衰老的时候就加以防控，就可以延缓衰老。

### 黄脸婆的来历

没有比女人更在意衰老、更惧怕衰老的了。当然，有些女性嘴比较硬，并不承认自己怕老，虽然她们每天早上起来第一件事就是向镜子询问“谁是最漂亮的女人”，但她们至少怕自己显老，如果一个女人看起来比她的实际年龄要大得多，那可是件悲惨的事情。

追溯到中医最为经典的著作《黄帝内经》，开篇《素问·上古天真论》就向我们描述了女性生殖生理的全过程，以及衰老的开始时间与表现症状：

女子七岁，肾气盛，齿更发长。

二七而天癸至，任脉通，太冲脉盛，月事以时下，故有子。

三七，肾气平均，故真牙生而长极。

四七，筋骨坚，发长极，身体盛壮。

五七，阳明脉衰，面始焦，发始堕。

六七，三阳脉衰于上，面皆焦，发始白。

七七，任脉虚，太冲脉衰少，天癸竭，地道不通，故形坏而无子也。

注意一下“五七……”那一段落，女性在35岁的时候，阳明脉开始衰落，也就是主管气血化生的足阳明胃经功能，开始下降，导致气血不足的情况出现，进而出现两大症状：一个是面始焦，也就是脸色转黄，再也没有了红扑扑的润泽感觉，于是“黄脸婆”这个词应运而生，成为这一时期女性身体状态的代名词，而另一个是发始堕，早晨起床时看着枕头上的落发，不禁黯然神伤，情绪逐渐抑郁起来……

这就是人体衰老的时间表和早期表现，想推迟它、控制它吗？自然要从气血容易衰落的足阳明胃经开始做起，好好保护这条重要的经脉吧！

## 化脓灸的预应激作用

足阳明胃经这条“多气多血”的经脉在特定年龄段时很容易功能下降，进而导致气血不足，启动衰老的进程。而聪明的人此时就会想：能不能在这个特定的年龄段之前，在足阳明胃经的气血快下滑但还没下滑的时候，抓住时机，及时给予一定的预防性治疗，来激发经脉功能呢？

答案是肯定的。

就像大赛之前的热身赛，大疫之前的预防接种一样，适宜的针灸刺激可以引起机体的适度应激，能够启动机体内源性保护机制，调动各种自我反馈和调节机制以维持体内环境稳定，进而产生防病减病的保护作用。

在古代的日本东京（古称江户），每建成一座新桥都要邀请年龄最高的长者第一个踏桥渡河，有一年（德川幕府时代）江户的永代桥建成之后，依照习俗三河国174岁的万兵卫第一个“初渡”，在举行“初渡”的仪式上，当时日本的实际统治者德川将军问万兵卫有何长寿之术，万兵卫答道：“这事不难，我家祖传每月月初开始，连续八天灸三里穴，始终不渝，仅此而已。我虚度174岁，妻173岁，子153岁，孙105岁。”德川听后，很是感慨，而三里穴这个长寿穴也因之脍炙人口，并进而日本人逐渐形成了以下的保健灸习俗：

婴儿灸身柱，促发育；
十七八岁灸风门，预防感冒；
二十四五岁灸三阴交，促生殖健康；
三十岁以后灸足三里，促长寿；
老年时灸曲池，促耳聪目明。

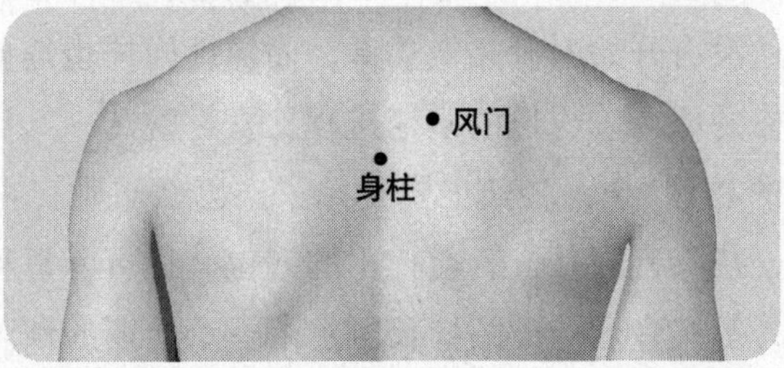


身柱、风门穴

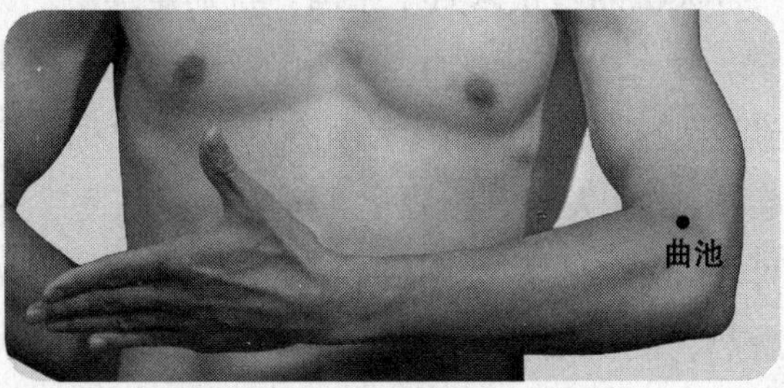


曲池穴

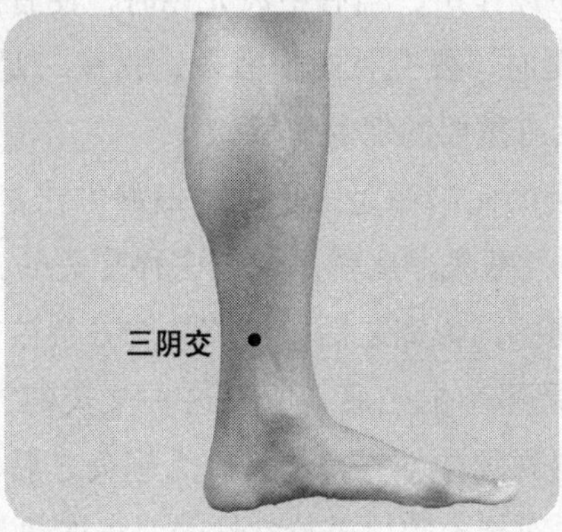


三阴交穴

注意到了吗，日本保健灸法中灸三阴交促生殖健康的年龄段是在 24、25 岁时，而《黄帝内经》里告诉我们女性“四七，筋骨坚，发长极，身体盛壮”，现代医学的研究也同样告诉我们 26 ～ 30 岁是女性最佳的生育年龄。再看日本保健灸法中灸足三里促长寿的年龄段是在 30 岁以后，而前面我们特别提及了女性衰老的最初时间是在 35 岁左右……

预应激的概念就是预防性治疗，想延缓衰老、保持青春容颜的女性就一定要在衰老还没有开始时开始做功课。而男性同样也需要这样做，只不过由于生理结构的原因，男性的衰老进程比女性晚 3 ～ 5 年，所以对男性来讲，抗衰老的功课 40 岁之前也要开始了。怎么做呢，可以每天自己在家温灸或点揉一些具有强壮、补益作用的穴位，也可以每年拿出 1 个月左右的时间，找具备抗衰老知识的针灸医生做一个周期的预防性调理，就像前面介绍的万兵卫一家人一样，长期坚持，必获良效。

其实日本人善灸法的习俗来自于中国，特别是其中“灸足三里，得长寿”的养生秘诀，更是为古今医学大家和养生大家所珍视。《针灸真髓》云：“三里养先后天之气，灸三里可使元气不衰，故称长寿之灸。”《外台秘要》三十九卷曰：“凡人年三十以上，若不灸足三里，令人气上眼暗。”说明常灸三里可壮阳补气，防治两目昏花的衰老现象。明代郑露曰：“灸足三里……能解热，屡试屡验。”《江间式心身锻炼法》中亦载：“无病长寿法，每月必有十日灸足三里穴，寿至二百余岁。”《针灸大成》中还详细记载了灸疗的预防中风作用，当有中风先兆时“便宜急灸三里、绝骨四处各三壮”；“如春交夏时，夏交秋时俱宜灸，常令二足有灸疮为妙。”都说明了艾灸足三里穴具有重要的保健作用。

以养生保健为目的而刺激足三里的，最好方法是用化脓灸。化脓灸，又叫“瘢痕灸”。顾名思义，也就是说，这种艾灸的方法在施灸的时候会产生比较剧烈的疼痛感，灸完之后，被灸的地方会被烫伤，并且化脓。烫伤愈合以后，会在局部产生疤痕。所以这种艾灸的方法一般不能使用在头、颈、面部等有碍观瞻的地方，并且因为施灸之后，局部会化脓，所以在烫伤愈合之前，要对施灸部位进行常规的消毒护理，防止发生感染。

记得我在上本科时，有一位山东籍的同学，个头儿不高，身体很壮实，为人也很实在。当时正逢秋季，老师在课堂上讲授了足三里穴化脓灸的方法后，他第一个尝试，结果那一年的冬天，我们就经常在空旷的操场上、寒风中，看到一个只穿了一件衬衫的小伙儿，在跑、跳、打球，居然一冬没有感冒，足三里的强壮作用可见一斑。

无独有偶，2009年年底时我接诊了一位老太太，年近八十，体虚多病，不欲饮食，连喘气都感觉没有力气，最令人印象深刻的是，她骨瘦如柴，仰面躺在床上时，脐以上、肋骨以下的胃脘部形成了一个非常明显的深深的凹陷。我开的针灸处方中，当然有足三里，但第一次下针后，就像扎到棉花上一样。针刺讲究“得气”，一方面患者会感觉到酸、麻、胀、痛等气血运行的特殊感觉，另一方面医者也会感觉到手指部的紧张感、跳动感或气行感，如鱼吞钩般，越是体质强壮、气血旺盛者，这种感觉出现得越快，而体虚气血亏者，却需要配合一些催气行针的手法。这个老太太就是体质过于虚弱了，于是我用了温针灸的方法，也就是先针刺足三里，然后在针柄上加以艾条，针与灸并用，从而增加补益脾胃功能的作用。

如此治疗了5次，老太太说开始感觉到饿了；又治疗了5次，老太太能够吃一两馒头了；当治疗到快20次（两个疗程）的时候，老太太说自己有力气帮女儿刷碗、干活了，而她凹陷的胃脘部，居然平了！足三里强身延年的功效竟神验如斯！

程氏针灸之

### 足三里瘢痕灸法

先在足三里穴位的局部，涂上少量的大蒜汁，这样能够增加黏附力并增强穴位的刺激作用。

将大小适宜的艾炷放在穴位上，用香火头或者香烟头点燃艾炷施灸。

每壮艾炷必须燃尽，除去灰烬后，方可继续易炷再灸，待规定壮数灸完为止。

施灸时由于艾火烧灼皮肤，因此会产生剧痛，此时可用手在穴位的周围轻轻拍打，借以缓解疼痛。在正常情况下，施灸后1周左右，施灸部位会化脓形成灸疮，5～6周左右，灸疮会自行痊愈，结痂脱落后而留下瘢痕。

足三里瘢痕灸作为一种保健灸法适用于大多数的人，但要注意儿童、体质过于虚弱的老年人、糖尿病或血液病患者、肿瘤患者以及施灸部位有伤口未愈合者均不宜使用。

## 第三节　排毒养颜穴PK身体内毒

什么是毒呢?

中医理论来看，“毒”泛指一切“不好的东西”：外在环境的湿邪、热毒；人体内新陈代谢产生的废物，以及人体不需要的有害物质，等等。中医排毒是从人体的平衡观点出发，哪个脏腑功能过盛、亢进，则“泄”其脏腑，以达到排毒的目的。让外界的“毒”进不来、体内的“毒”排出去，循序渐进地调理身心，给身体创造一个洁净、通畅的内在环境。

内生的毒邪如：肠道宿便，糖、脂肪、蛋白质代谢紊乱所产生的毒素，如自由基、过多的胆固醇和脂肪、尿酸、乳酸等，以及淤血、废气等。

外来的毒邪如：大气污染、蔬菜中的农药残留、汽车尾气、工业废气、化学药品、食物中的防腐剂、化妆品中超标的重金属、垃圾食品等现代文明带来的毒副作用，病原微生物。

这里还要提到一个现代社会中特有的毒——药毒。由于各种病毒、细菌的抗药性越来越强，变异的种类也越来越多，相对的抗生素的临床应用剂量也越来越大，换代产品越来越多，但机体的耐药性、抗药性越来越强，治疗的效果也越来越差。有病就吃药，但吃药却不一定能够治好病，因为药物有各种各样的毒副作用，并且很多药物在体内还有残留，所以有句话叫做“是药三分毒”。有时候表面上看似乎疾病已经治愈，但药物所引起的副作用，可能会引起新的疾病。一旦停药，病情立即恶化。这种由药物所引起的副作用，就是“药毒”了。

内在之毒由内而生，是消化道、泌尿道等管道不通或者由于代谢紊乱所产生的对人体有害的物质，而中医认为产生内在之毒的主要原因是经脉不通畅，经脉不仅要运行气血，还要协助转运体内垃圾，垃圾过多存留在体内会导致脏腑功能障碍，新陈代谢紊乱，引发多种疾病。

### 最重要的排毒方式

人体排毒的方式有多少种呢？呼吸、出汗、二便、月经，以及经络排毒（关于这一内容，将在后面讲十二井穴的章节中介绍），其中最为重要的排毒方式就是排便了。

饮食入口，经过食管，容纳于胃，经过胃的腐熟后，下传于小肠，其精微经脾之运化而营养全身。正如《灵枢·玉版》中说："胃者，水谷气血之海"。经胃初步消化的饮食物盛受于小肠内，并停留相当长的时间，被小肠分别为水谷精微和食物残渣两个部分，水谷精微被吸收，食物残渣则向大肠输送。小肠的这种功能被称为"泌别清浊"。大肠接受经过小肠泌别清浊后所剩下的食物残渣，形成粪便，经肛门排出体外。大肠的这种功能被称为"传导糟粕"。

人们对排便的关注更多地集中在大肠上，而清除垃圾、排出毒素、一身轻松、健康美丽的排毒养颜理论更是深入人心，以通畅肠道为功效的"排毒"保健品琳琅满目，小到十七八岁的姑娘，大到四十多岁的中年女性，争相购买使用，以求"永葆青春"。这些保健品真的这么有效吗？殊不知"是药三分毒"，使用了大量的保健品之后，不少女性都出现了诸如"继发性便秘"的副作用。过度的排泄会伤及脾阳，损伤正常的脏腑功能，扰乱肠道的正常秩序，不仅达不到促进排毒的目的，从长远上来讲，反倒加重了毒的产生。

古人认为，大肠小肠皆属于胃。

这就奇怪了，大肠小肠怎么都属于胃呢？其实，这句话代表了古人对人体消化功能的认识：小肠泌别清浊、大肠传导糟粕的功能都是胃腐熟消化功能的延续，所以统归胃来管理。还记得我们前面提到的下合穴吗？大肠、小肠的下合穴分别在足阳明胃经的上巨虚、下巨虚，正是这种认识思想的体现。

既然，“大肠、小肠皆属于胃”，协同起效而排便，那么刺激胃、大肠、小肠的腑气下合的足三里、上巨虚和下巨虚，就可以调整胃、大肠、小肠的生理功能，就可以促进人体排便排毒的能力。

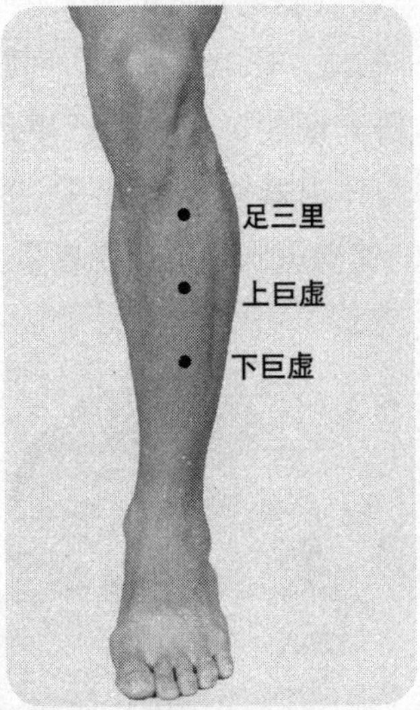


足三里、上巨虚、下巨虚穴

## 排毒为什么养颜

为什么体内有毒邪停滞，面部就会出现有痤疮、暗斑等问题呢？这一切都与胃的经脉在头面部的循行路线有关系：足阳明胃经从鼻子旁边的迎香穴起始，然后上行至鼻根眼内角处，在沿眼睛下面正中的线路循行到口角旁，进入上牙齿中，然后出来，环绕口唇行走，两边的经脉交汇在下唇沟的承浆穴，然后沿下颌、耳前、发际，到达头额部位。可以说是整个面部都有胃经循行，这也是为什么阳明脉衰后，首先出现的症状就是“面始焦”的原因。

根据中医的藏象理论，“有诸内必形诸外”，所以胃经分布较密的颜面部，就可以反应胃肠消化系统的功能状态。而人体内的“毒”，主要来源于经口所入的饮食物、药物等。经口食入的“毒”，不能够顺利排出体外，就会在胃肠之中慢慢地积累下来。这样天长日久，一旦体内的“毒”积累到一定程度，就会影响胃肠脏腑的功能，首先就会在面部反映出来。同时，因为大肠和肺相表里，肺又主肌肤体表，所以“毒”停积在大肠之中，阻滞大肠之气的运行，也会影响肺气的宣发肃降。肺气被郁，同样会在脸面肌肤部位出现痤疮、暗斑，影响“面子”问题。

近年来，国内外科学研究证明，高血压、中风、肝硬化、癌症、肝炎、糖尿病等多种疾病都与体内器官、血液等所受到的各种污染毒害有关。而对于女性而言面部的黄褐斑、痤疮、青春痘、面色萎黄、体型肥胖等均是体内有毒的表现。

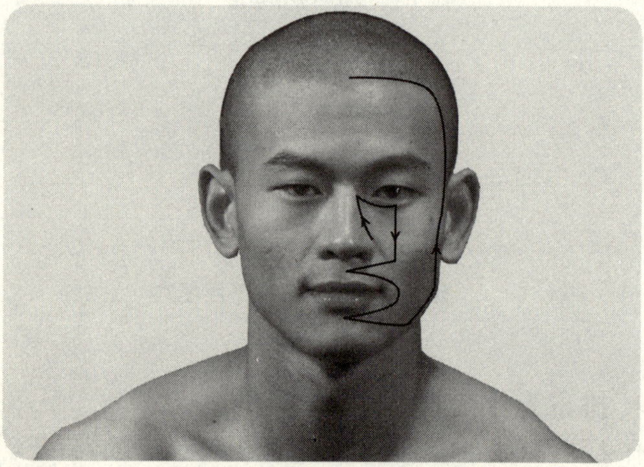

足阳明胃经面部循行

为了身体健康，仔细对照一下，如果你已经有两种以上的症状出现，就需要马上排毒了：

- 肌肤干燥粗糙、面色晦暗、甚至皮肤有松弛现象。
- 痘痘总是不断冒出来。
- 面色不好、到处斑斑点点的。
- 脾气暴躁，经常会发一些无名之火。
- 天气不热的时候，脸上依然“油光满面”。

●感觉压力很大，脸上皱纹增加。
●三餐不定，出现难闻的“口气”。
●皮肤“变”得娇气了，很容易过敏。
●经常晚睡，而且睡眠质量不佳。
●健忘。
●总是觉得不开心，对很多事情提不起兴趣，食欲下降。
●便秘。
●偶尔偏头痛。
●痛经，而且周期紊乱，经常让你措手不及。
●经常出现“熊猫眼”。
●身体免疫力下降，易染疾患。
●关节受损，出现各种关节病痛。

既然体内的毒素会给人带来这么多的烦恼和痛苦，那么，有没有什么轻松愉快、没有毒副作用的方法排出毒素，还一身轻松呢？

程氏针灸之

**排毒养颜按摩法**

屈膝，沿髌骨向下循按，可以清晰地摸到胫骨。距胫骨外侧边缘一中指宽处就是足阳明胃经小腿部的循行线。在这条线上，髌骨与髌骨下方的韧带（髌韧带）外侧凹陷内是犊鼻穴，自犊鼻向下约一掌（四指并拢为一掌），即为胃的下合穴足三里，再向下一掌为大肠的下合穴上巨虚，再向下一掌为小肠的下合穴下巨虚。便秘时，按压上巨虚穴多有明显的酸痛或刺痛感。

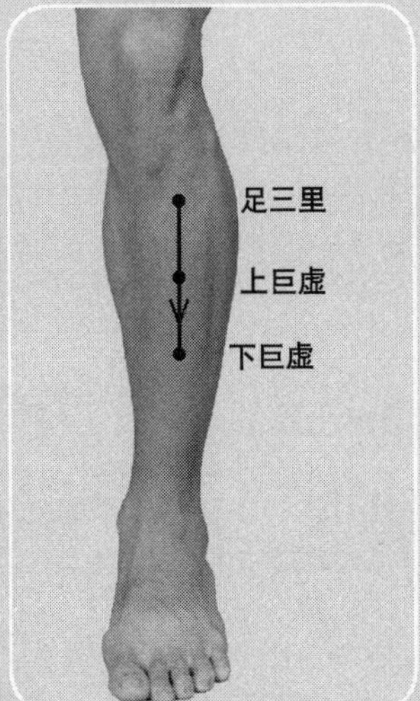

通胃经

沿足阳明胃经自足三里经上巨虚至下巨虚，自上而下依次点按，遇明显酸痛或刺痛感处，不管是不是穴位所在，均要停留片刻，改点按为先点后揉，即用力点下10～15秒后，稍放松力量揉1分钟，然后再继续沿经脉向下点按，如此反复操作10次后换另外一条腿继续治疗。

这个方法称为“通胃经”，因为自上而下是与胃经的循行方向一致，为补益胃经之法，而胃为六腑之一，以通为顺，故亦为通畅胃经之法。

这种自助穴位按摩的“排毒养颜”法每日治疗的次数没有限制，工作之余、茶余饭后，均可自助按揉，有助运化，促进吸收，排毒养颜，延年益寿，而且没有任何的毒副作用，大家放心去做吧。

# 应急穴
## ——降压灵、血糖平、救心丸、神志清

## 第一节　人迎降压灵

随着生活水平的提高，高血压、冠心病、糖尿病等“生活方式疾病”离我们越来越近，它们直接导致了种种突发的危急重症，是影响人们身体健康的“元凶”之一。众所周知，这些疾病往往都是慢性起病，一旦确诊则需要终身服药，以控制为原则，而无法根治。

高血压患者，须按时服用降压药物。但如果遇到突发情况，导致情绪激动、血压升高，而未及时服药时，我们可以怎样缓解症状、迅速降低血压呢?

### 降压灵1号是人迎

刺激人迎穴治疗高血压病，古代医籍中早已有记载，如《灵枢·寒热》篇云:“阳逆头痛，胸满不得息，取之人迎”，所谓阳逆头痛即指肝阳上逆而引起的头痛，相当于现代医学的原发性高血压头痛。人迎穴属足阳明胃经，又位于颈部的重要位置上，为足阳明经脉气所发，刺之有疏通阳明经气、平降气血之效。同时，人迎又为胆经与胃经的交会之穴，故又有泻肝胆之热，平肝降逆、熄风潜阳之作用，而收平降血压之功。

人迎，足阳明胃经的穴位，位于颈部侧面，与结喉相平，在胸锁乳突肌的前缘，颈动脉的搏动处。

人，民众也，指胸腹部。迎，迎受也。前面章节中我们介绍过足阳明胃

经的循行路线，主要循行在头面部，经脉气血自人迎穴起分出支脉向胸腹以下的部位传输，与头面部的本经气血相比，头部为君，胸腹为民，故名人迎。

冬季，许多人喜欢购买高领衣服穿，因为它既可防寒保温，又看上去得体大方。但要提醒你的是，要买适合的高领衣服穿，否则“衣领综合征”有可能侵袭你。“衣领综合征”俗称“衣领病”，医学上称为“颈动脉窦综合征”。这种病症大多是由于高领或领带过紧压迫颈动脉窦引起的。人体的颈动脉窦内有特别的感觉神经末梢，为压力感受器。由于衣领太高、太硬，或衣扣、领带紧束、项链压迫，都会使颈动脉窦忽然受压，通过神经反射引起血压快速下降和心率减慢，脑部供血减少，出现头痛、头晕或晕厥的现象。

而人迎，就在颈动脉窦的前面。位于胸锁乳突肌的前缘、与喉结相平。将拇、食二指并拢，用指腹轻轻放在人迎穴的皮肤上，可以明显感觉到动脉的有力搏动，这里跳动的动脉就是颈总动脉。

颈动脉窦能够迅速调节人体的血压，而人迎穴就靠近颈动脉窦，所以按压人迎穴，可以有效地降低血压。

程氏针灸之

**点压人迎快速降压法**

取坐位，两足分开与肩同宽，两手放松伸开，分别放于两侧颈侧，食中两指指腹紧贴皮肤，先适当点揉风池，再由风池向人迎自上而下单方向分推，同时，无名指与小指亦分推面颊部，力量轻缓，柔和，均匀，以5～8次为佳。分推后颈项及面部，可感觉轻松以及皮肤微微发热感，每天2～3次。

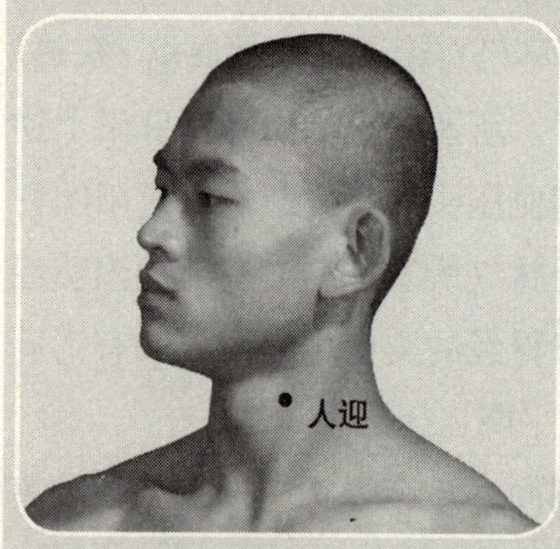

人迎穴

注意，操作时左右交替推按，切忌双手同时点压人迎穴。

当然，这是高血压病临时救急的方法。关键还是要注意自己平时的生活习惯，防止高血压病的发生，例如保持良好、稳定的情绪；注意运动，适当减肥；起居有常，生活规律；饮食以低脂肪、低胆固醇为主；多吃含碘和维生素 C 较高的新鲜蔬菜和水果，少吃刺激性强的食物，限制食盐的摄入量等。

## 降压灵2号刺耳尖

将外耳郭纵向对折，最高处即为耳尖穴。

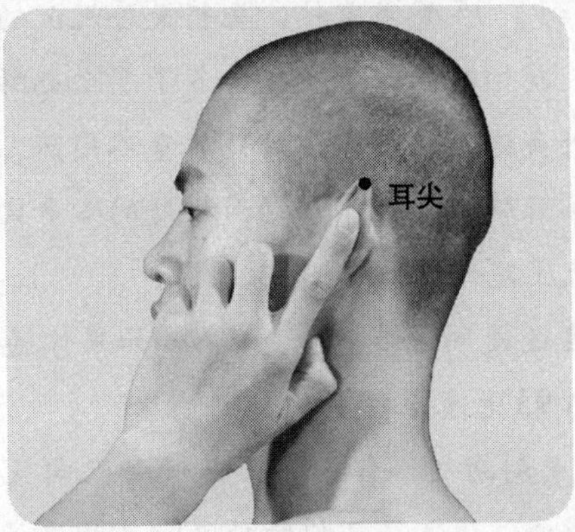


耳尖穴

刺耳尖指的是耳尖刺血，这个方法既可以降压，还可以退热。其实，很多西医的外科医生都知道这个方法，许多患者在手术之后会出现术后发热的情况，一般不超过 38℃，在排除感染、输血反应、输液反应等常见原因后，把这种不明原因的发热，称为手术后非感染性持续发热，这时有经验的外科医生就会在患者耳尖刺血，很快退热。

这个方法适用于任何情况下的发热，均有较明显的退热作用，是我自己经常使用的一种物理性退烧方法，要不是有一点点疼痛，我就连儿童发热时也推荐这个方法了，当然，稍大一点的孩子，完全可以放心使用这个方法。

这个方法的退热特点，除了安全之外，就是迅速快捷了，往往在刺血后十几分钟之内，体温就可以降下来。而其降压的效果同退热一样，安全而快捷，而且相对于降压药来说，刺耳尖最大的优势在于，没有副作用，不用考虑用量问题，不会导致过度降压。

提到过度降压的问题，我这里还要给大家讲一个故事，不过不是降压的故事，而是升压的故事。

有一位患者，50 多岁，吃喝应酬不断，自然很容易地迈进了“三高”人群，自然也离不了降压药，本来血压一直控制得不错，谁知道一天遇到一位海归的博士，换了一种国外最新的降压药，一下子降多了，低压由原来的 85 毫米汞柱降到了 75 毫米汞柱，头整天昏沉沉的，什么工作也做不了。找我看的时候，就怕吃药，万一又升多了怎么办呀。真不了解我，我平时看病时，能用针灸这些物理方法的就尽量不用药，那天我用了灸心俞的方法，在他背部第五胸椎棘突旁开约两指处的心俞穴连续灸了 15 分钟，然后马上测血压，低压就升至了 85 毫米汞柱。

不过，这位患者还是问了我一个问题：“如果你连续灸半个小时，会不会我的血压就升到 95 毫米汞柱啦？”

“当然不会，针灸刺激对人体而言，是一种双向良性的调节刺激，低的可以高，高的可以低，但不高不低时效果就不明显了，不用怕灸时间长了，血压会升高过多。”我解释道。

“那灸的时间长短没什么关系喽？”他继续刨根问底。

“当然有关系，灸 15 分钟与灸半小时的最大区别是：灸 15 分钟只能让你血压稳定一天，而灸半小时可以稳定一天半到两天，所以我们治疗时会根据病症不同，选择不同的治疗时间，或者称为治疗量，并确定不同的治疗间隔，以获得连续性的治疗效果，再在此基础上，针对引起高血压的原始病因进行治疗和调节，使血压的稳定能力增强，这样就逐渐起到控制作用，而不用长期依赖于灸的治疗了。”

与灸心俞升压一样，耳尖刺血的降压作用也是自动而智能的，当血压降到基准水平时（注意这个基准水平是有个体差异的，每个人的基准水平

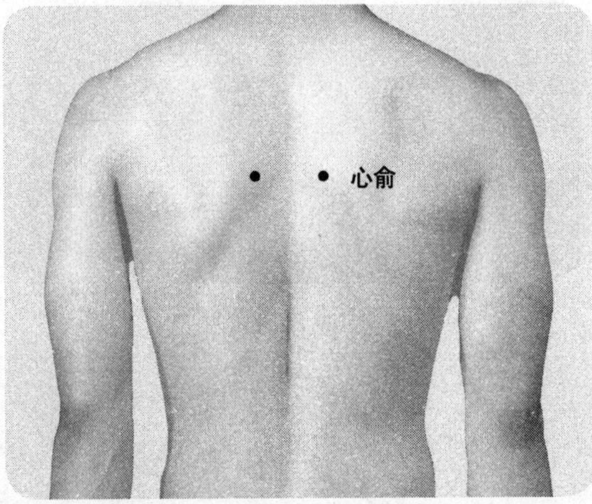


心俞穴

是不同的，而且是随着身体状态和环境变化处于一个不断变化的过程中，是由身体智能控制这一水平的)，降压的调节作用会自动停止。

好了，讲了半天道理和案例，赶快来介绍一下耳尖刺血的操作步骤吧。

程氏针灸之

**耳尖刺血降压退热法**

操作之前，先把外耳郭搓热，然后捏住耳尖，使局部充血，消毒后用一次性采血针迅速点刺，用酒精棉球不断擦拭局部的出血，一般出血 2 ～ 3 滴即可，用干棉球压住 10 秒止血即可。

降压的话，一般一天刺一次就可以了，在血压较高、需要控制时，刺一侧耳尖即可。如果是规律性的血压升高，则可以在血压升高之前 30 ～ 60 分钟刺血，有预防性的控制作用。

## 降压灵3号灸曲池

曲池，屈肘取，穴处有凹，形似浅池，故名。手阳明大肠经的合穴，阳明经多气多血，又与肺经互为表里，所以曲池既可疏散风热，又可散里热，有降血压的功效。类似的穴位还有三阴交、内关、行间等。

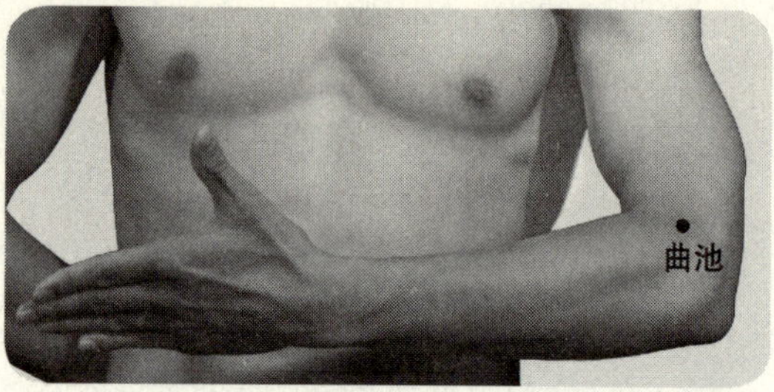


曲池穴

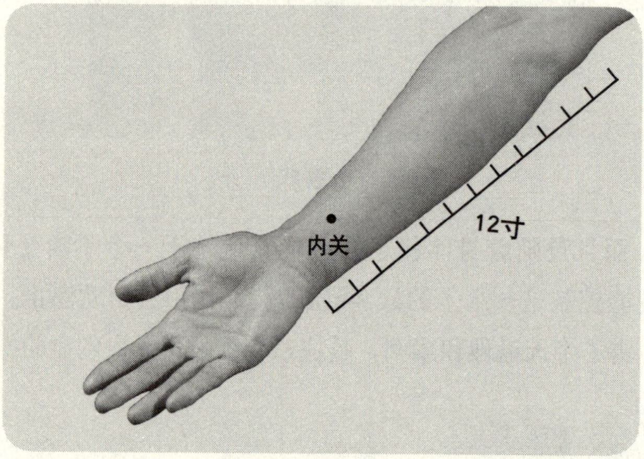


内关穴

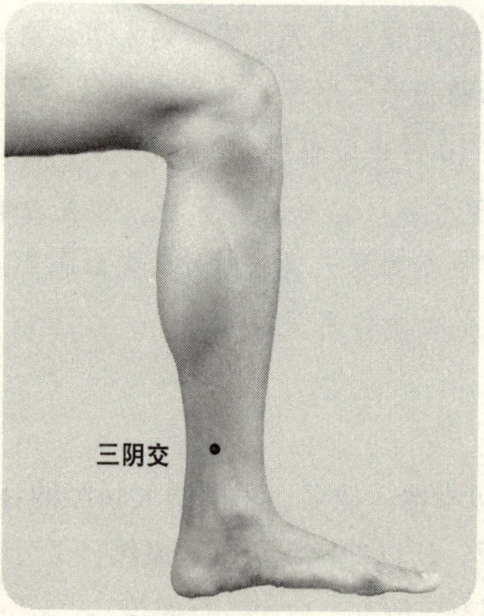


三阴交穴

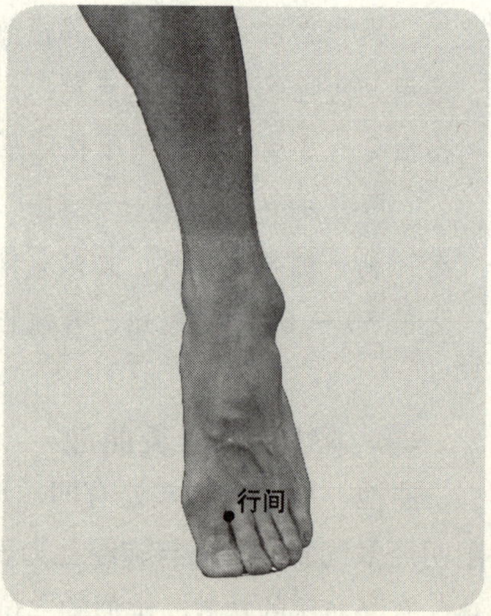


行间穴

程氏针灸之

**灸曲池降压法**

先用75%酒精棉球消毒，用红药水点个点，打好记号。取极细的艾绒，做成大枣大小的圆锥形艾炷，然后把它直立放置于穴位之上，再用线香从顶尖轻轻接触点着，使之均匀向下燃烧。

第一支燃至一半，即用手指掐灭，或快速捏起；第二支仍放在原处，燃至大半，有痛感即去掉或按灭。每次一般灸9次，至发红或起小水疱即可。

## 降压灵4号敷涌泉

涌泉，足少阴肾经的起始穴，形容肾中精气像泉水一样涌动出来，故名。

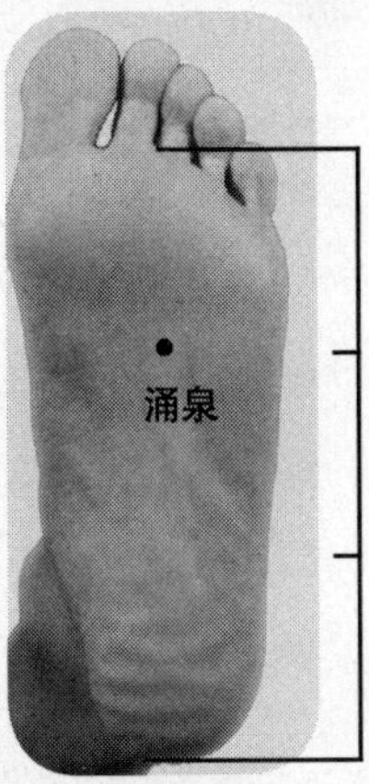


涌泉穴

肾藏精、肝藏血，精血同源，肝肾合称为先天之本，而肝经上行至巅，故涌泉可治疗巅顶疼痛、头晕头昏，有降血压的功效。

程氏针灸之

**热敷涌泉降压法**

取吴茱萸30克，加冰片适量，共研末，用醋调后，微微加热，敷在涌泉穴上，盖在干净的纱布，每日更换一次，有助降压。

另外，擦热涌泉亦有作用，具体方法详见《百年程氏养生经》第一部。

## 第二节　然谷血糖平

糖尿病，相信大家都不陌生吧。随着人类寿命的延长，生活方式的改变，糖尿病患者急剧增加，已经成为继传染性疾病后全球性的公共卫生问题，成为危害人类健康的第三大杀手。据专家估计，在近20年内，因糖尿病导致的死亡人数已经超过了全世界近100年来由于战争而造成的死亡人数。

更为可怕的是，高血压、糖尿病等这类被称之为“生活方式类疾病”的治疗是个令人头疼的问题，因为根本无法真正被治愈，只能够合理地控制症状，控制其发展，也就是说，一旦得了这类疾病，除了必要的生活方式改变外，今后就需要长期与降压药、降糖药为伴了。

血压突然升高，我们的身体上有降压穴位可以应对，那么我们的身体上有降糖穴吗？

答案当然是肯定的。而且与穴位降压的特点一致，穴位降糖也有双向的调节作用，不用担心引起低血糖，没有明显的副作用，可以有效减轻症状，减少或预防并发症。所以，建议大家与西药配合使用，以减少药物的使用量。注意，我给的建议是与西药配合使用，而不是单独使用穴位，因为穴位降糖虽然有一定的作用，而且是有全身性的调节作用，对糖尿病患者的整体状态、根本病因的调整有益，但相比西药来说，降糖的速度较慢、降糖能力较弱。穴位降糖是一种配合西医治疗手段，需要长期坚持，养成一种自我治疗的生活习惯。

前一阵子，我治疗了一位男性糖尿病患者，初诊的时候很吓人，空腹血糖竟然高达15.8毫摩尔/升，脸色晦暗，口唇也青紫色，口气很重，并且有了典型的“三多一少”症状。这个血糖值是什么概念呢？一般空腹血糖高于7毫摩尔/升就可以诊断为糖尿病了，而长期持续高血糖状态在16.7毫摩尔/升以上，就会出现糖尿病酮症酸中毒的危险情况。什么又是“三多一少”症状呢？这也是诊断糖尿病的标准之一，即多饮、多食、多尿，消瘦，但需要提醒大家的是，临床中很多患者并不出现“三多一少”的典型症状，所以经常得了糖尿病很多年却不知道，因此延误了最佳治疗时机，所以定期监测血糖很重要。

这个患者已经开始口服药物控制血糖了，但效果并不理想。我一方面让他加强饮食控制、调整饮食结构，适度增加散步、慢走等锻炼，一方面给他制订了针药结合的治疗方案，主穴是然谷。

然谷是足少阴肾经的穴位，在足的内侧，先找到足内踝尖，在其前下可以摸到一块隆起的骨头，解剖上叫做舟骨粗隆，这个粗隆的下方就是然谷穴了。

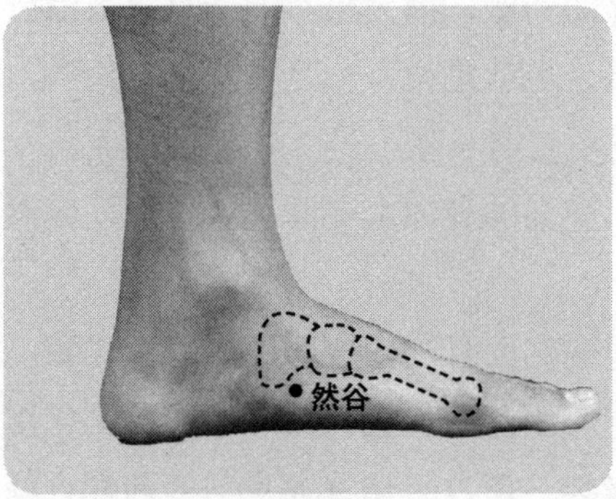


然谷穴

我针刺的时候选用的是1.5寸的长针，深刺、强刺激是用这个穴位降糖时的方法，所以如果我们平时要按摩这个穴位降糖的话，就一定要用力一点，使穴位局部的酸胀感持续得久一些，才会有效。

在针灸的基础上，我还开了几服中药配合治疗。针灸是一周两次，中药是一周6服，这样的针药结合治疗，持续了一个月后，他给我看了他自己监测的血糖变化曲线。空腹血糖由原来的15.8毫摩尔/升，第一周后降到了

11.2毫摩尔/升，第二周后降到了8.5毫摩尔/升，第三周以后稳定在7.8毫摩尔/升，身体其他症状也明显改善，取得了非常好的平稳降糖作用。

程氏针灸之

## 降糖基本穴位方

降糖穴位除了然谷外，经过临床和实验验证有效的穴位还有足三里、肾俞和三阴交，采用的治疗方法以点揉法为主，即先用力点下，使穴位局部出现酸胀感，再维持向下用力的基础上，改点为揉，增强这种酸胀感，使之向四周放散为佳。

还有一些穴位可以明显改善“三多一少”症状，可以配合使用。

口渴——鱼际（手太阴肺经穴）；

多食——内庭（足阳明胃经穴）；

多尿——关元（任脉穴）。

随症加减穴位有：

高血压——太冲（足厥阴肝经穴）；

便秘——天枢（足阳明胃经穴）；

盗汗——阴郄（手少阴心经穴）；

眼病——睛明（足太阳膀胱经穴）；

下肢麻木、感觉过敏——昆仑（足太阳膀胱经穴）与太溪（足少阴肾经穴）对按；

皮肤瘙痒——曲池（手阳明大肠经穴）和血海（足太阴脾经穴）。

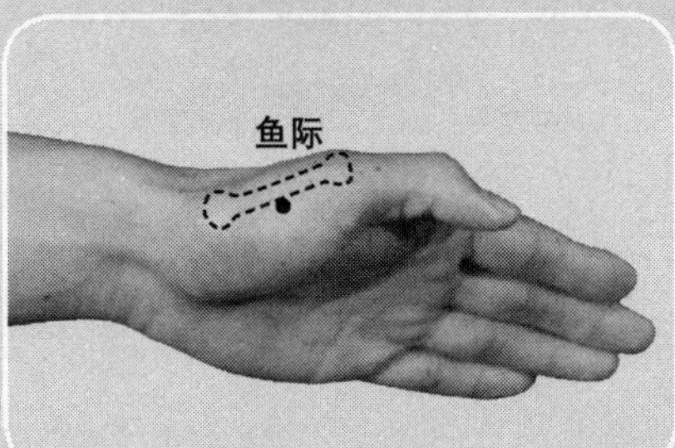


鱼际穴

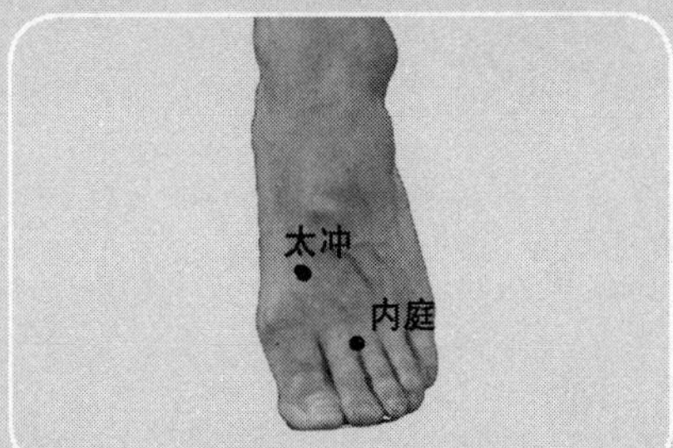


太冲、内庭穴

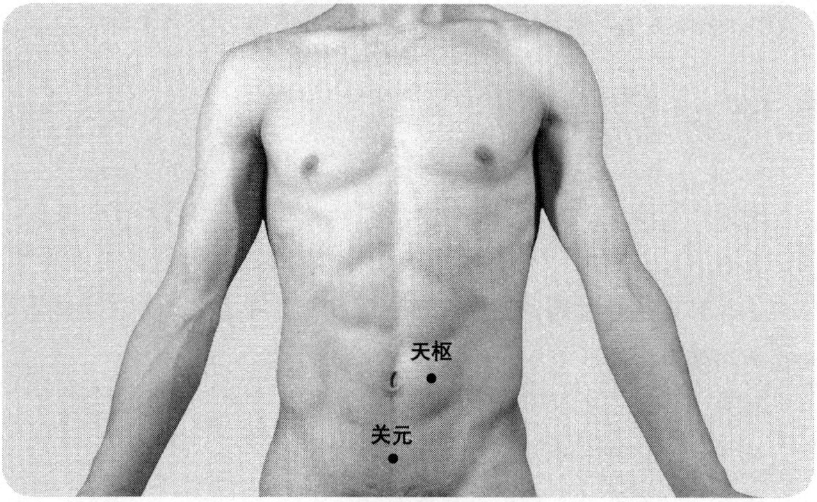

天枢、关元穴

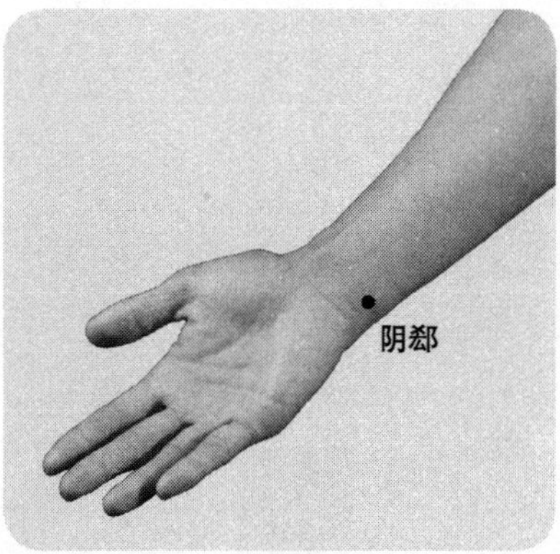

阴郄穴

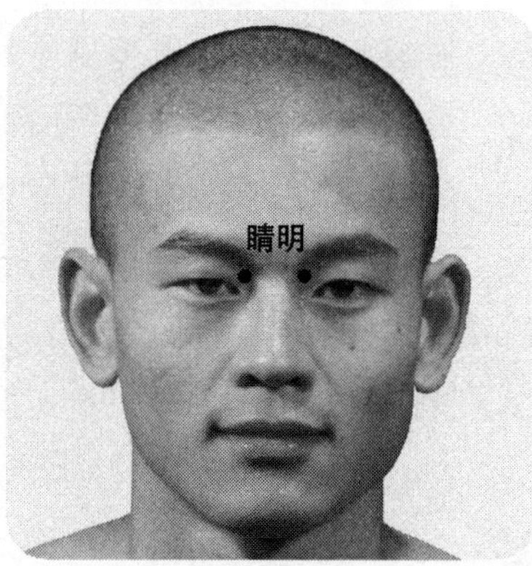

睛明穴

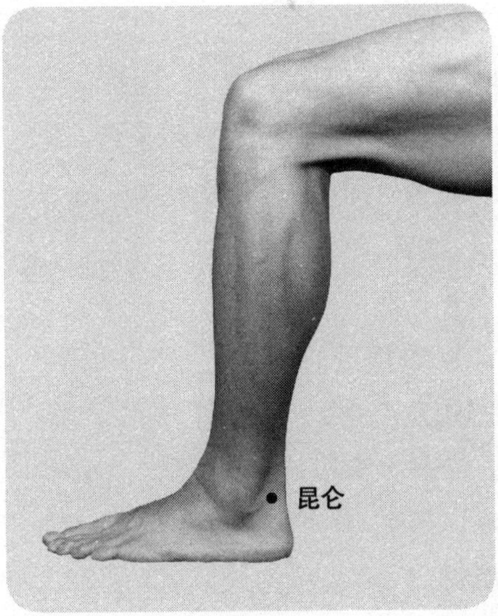


昆仑穴

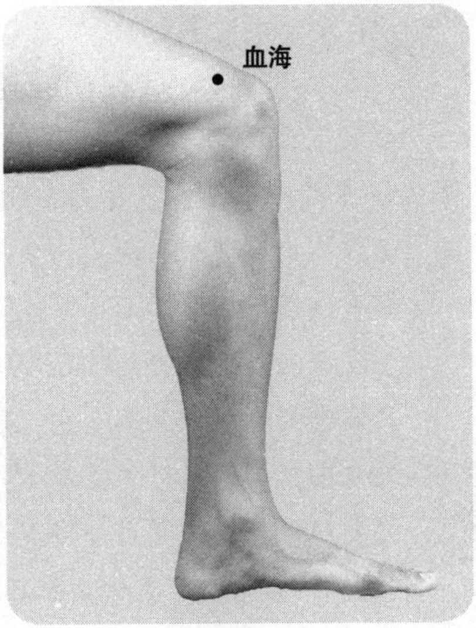


血海穴

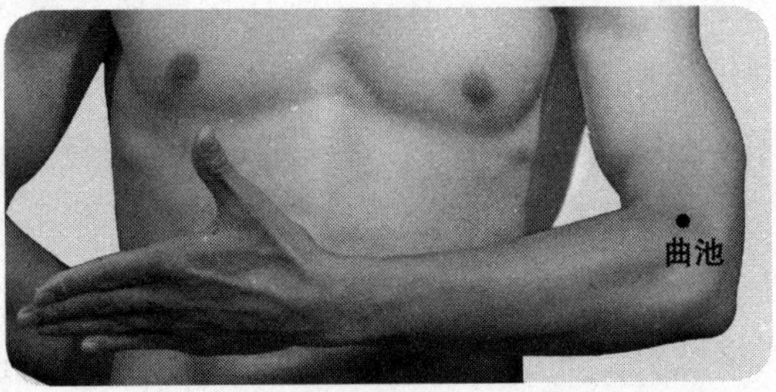


曲池穴

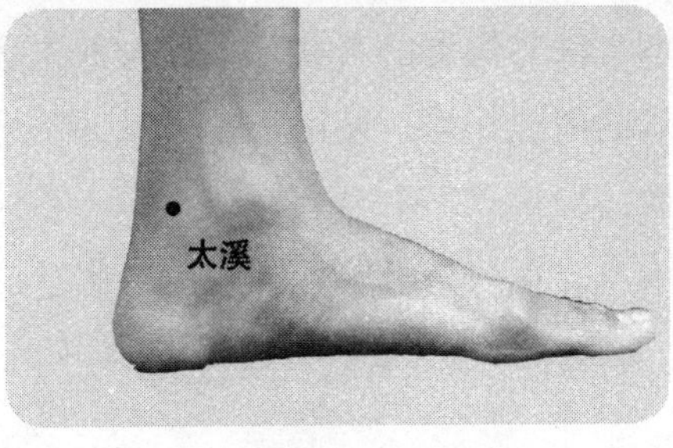


太溪穴

程氏针灸之

**降糖基本中药方**

生黄芪20克，丹参15克，赤芍、白芍各10克，苦参5克，这个方子有益气、活血、凉血的功效。此外，还可以根据情况有所加减，但要咨询专业中医医生，切勿自行加减。

并发脂肪肝者可加柴胡10克、木香5克；

并发眼底病变者可加红花10克、枸杞15克；

并发便秘者可加芦荟2克、黄连10克、郁金10克；

并发皮肤瘙痒者可加生地15克、苦参用量增加至10克；

并发糖尿病肾病者可加猪苓15克、郁金10克、水蛭8克。

（注：药方请在专业医生指导下服用。）

糖尿病，在中国古代称为“消渴”，并很早就认识到了“三多一少”症状，将之分为上消、中消、下消。一般认为糖尿病患者以气虚阴亏为本，血淤伏热为标。所以有益气功效的黄芪就成为了糖尿病方药中的首选，现代药理研究发现：黄芪多糖具有双向的调节血糖作用，此外其所含的其他物质还有抗炎、抗衰老和降压的作用。

而赤芍性味苦而微寒，是清热凉血散淤的佳品，现代药理研究显示，它具有改善胰岛素抵抗、降低血糖血脂等多方面的作用，还可以扩张冠状动脉，降低血液黏稠度，改善微循环。丹参则集活血、行血、凉血、养血为一身，内可达脏腑而化淤滞，外可利关节而通脉络，有“一味丹参功同四物”之说。再加上清热燥湿的苦参吧，因为糖尿病的一大特点就是伏火，也就是阴亏导致的内热炽盛，使用苦参可以抑制患者过旺的食欲，改善口渴、烦躁的症状。

黄芪益气养阴治本，赤芍、丹参、苦参活血化淤、凉血清热治标，标本同治，协同起效，这就是我们程氏针灸降糖基本中药方的方义。

# 第三节 极泉救心丸

在许多人眼中，中医的长项在于调理，或未病先防，或康复保健，反正病症急性发作时并不首先想到中医，当然更不会想到针灸，想到经络、穴位。

这当然是个误区，延用千年的救命方法，在科技高速发展的今天，仍然可以帮助我们渡过危机。给大家讲个故事吧！

一天晚上 11 点多，我的电话突然响了起来。按我的经验，这么晚给我打电话的人，一定是求助者。果不其然，一位大姐从外地打来电话，说自己胸闷，喘不上气来，前胸像压了一块大石头，问我需不需要打急救中心的求助电话。

这位大姐四十出头，在房地产界打拼，在当地也算个响当当的人物，家里也没有这个病的家族史，估计是商战累心累的吧。不过她也真有意思，如此相信我，竟然先给我打电话求助，而不是直接打给急救中心，劝大家以后可不要这样做哟。

我忙问她家里有什么急救的药，像速效救心丸啦，硝酸甘油什么的。由于以前从未有过类似的情况，家族中又没有遗传病史，她家里什么药也没准备。怎么办呢？听起来她有点着急。

“别着急，”我安慰她，“其实你身体上有自备的速效救心丸！”

我当然指的是身体上的经络、穴位，哪条经呢，当然是手少阴心经，哪个穴呢，当然是手少阴心经上离心最近的一个穴位——极泉。极者，高也。极泉者，形容经脉中的气血像泉水一样自高处流下。因为人体正常的姿势是双手自然下垂，此时极泉位于心经的最高处，也是心经由内而外出于体表的第一个穴位。

程氏针灸之

## 弹拨极泉急救法

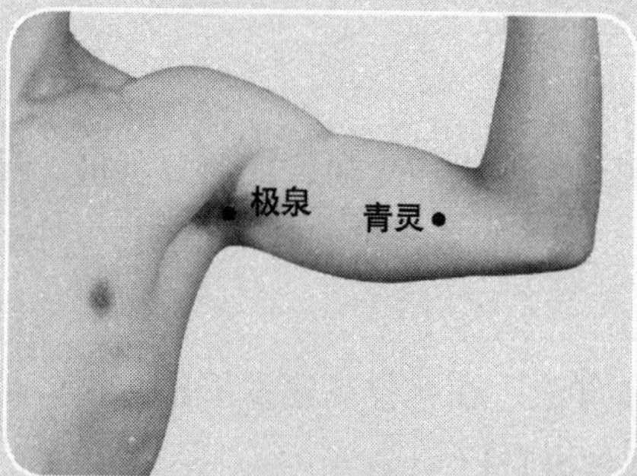


极泉、青灵穴

将右手拇指水平立起，伸入左侧腋窝内，可触及一簇条索，这是腋神经、腋动脉、腋静脉集合成的条束，触摸时手指下会有条索感，极泉就是这个位置了。用力弹拨位于腋窝顶点的极泉穴，也就是用力弹拨这根条索，注意弹拨时拇指要用力勾按，弹拨的速度不要过急，一下是一下，很快就会有明显的酸麻感，并向肩部、上肢放散。而几乎与此同时，心悸症状迅速缓解。

注意，操作要领中有两点，十分重要。一是一定要出现麻的感觉；二是心脏在左侧的人一定要弹拨左侧的极泉，因为离心脏更近嘛。

这个方法我已经在讲座中试验过多次，现场征集有胸闷、心悸症状的人，弹拨三五下后，症状即刻缓解，而没有上来接受我治疗的其他观众，边看边学我的手法，只要出现左前臂麻的人，都感受到了前胸部放松的感觉。

于是，我在电话里就把这个“自备的速救心丸”的操作方法教给了这位大姐，然后还叮嘱了半天，放下电话一定要一边弹拨极泉，一边打急救电话求助，谁让她家里人都没在呢，还是小心一点别出意外啊。

第二天中午时，我突然想起她的这件事来，心想应该在医院了吧，就打过去问候一下，谁知这位大姐语出惊人：“我昨晚没去医院啊，用了你教我的‘速效救心丸’，没几分钟，我症状完全缓解啦！怎么还用得着去医院呢！”

唉，可怜的现代人啊！犯得着用命去换钱吗？可这样的人现在还真不在少数，这使我在临床处方中不得不经常考虑这种问题，增加提升心气的穴位，保护好现代人脆弱的心脏。当然，我不针刺极泉，一方面是因为操作起来麻烦，另一方面是极泉的针感过强，有些人会觉得受不了，而更重要的是因为没有必要，有更合适的穴位为什么不用呢？

这个更合适的穴位也是手少阴心经上的穴位——青灵。

青灵，就像形容我针刺这个穴位的手法轻巧灵动一样。我可不是在夸自己，因为这个穴位的刺法必须要“轻、灵”才可以。在肘横纹内侧纹端向上（即向肩的方向）约两指处，用 1 寸针迅速刺入，刺入的同时手指快速抖动几下，轻微的麻电感迅速放散到中指指尖，这就是爷爷的“震颤行针法”所起的作用——迅速、有效。

我有一个外地的患者，在北京跟随我门诊治疗过一段时间，实在无法请假，就跟我商量能否把针灸处方写下来给她，以便她回去后可以找当地的医生继续治疗。我欣然同意，而且还写下了详细的处方，每个穴位都注明了针刺手法。谁知道几天后，她打来长途电话，说当地的医生扎不出那种感觉，特别是青灵穴。最后那个医生说建议让我换个穴位。

青灵，的确不怎么常用。不常用并不是因为它效果差，更主要的是因为它的刺法要点我们没有掌握，教科书里不会写，即使写了，熟练掌握也要练习个成百上千次，更何况我爷爷的手法浓缩了程氏百年的经验。

我当然给她换了个穴位，但疗效也就差在这一点点了吧。

我一个人，每天 12 小时不停针刺，能看多少患者，我多带一个学生、多培养一个针灸医生，多把这些实用的养生方法教给大家，又能帮助多少患者。这个账算一算的话，就不难回答在《百年程氏养生经》第一部西单图书大厦签售会现场，电视台记者所问的一个问题："您把家族中治病的经验和方法都教给了别人，自己怎么办啊！"况且，医术无止境，只要用心，每天都会有所悟，有所积累，再说程氏针灸的百年积淀也不只是这一点点经验啊！我一招招地教，您一招招地学，且学呢！

## 第四节　中暑掐人中

能够急救的穴位还有很多，不得不讲的就是人中了，人中穴，学名应为水沟，位于面部正中、鼻唇之间人中沟的上 1/3 与中 1/3 交点处。

什么情况下用人中急救呢？常见的情况是中暑晕厥。

体温升高、头痛头晕、恶心呕吐、耳鸣眼花、面色潮红、烦躁不安、口渴多汗、四肢无力发酸、脉搏增快、注意力不集中、动作不协调、走路不稳甚至晕厥，这些都是中暑的表现，而夏季的高温、烈日曝晒，强度过大的工作、睡眠不足、过度疲劳等都有可能诱发中暑。

中暑似乎很常见，可不要小看了它，如果不及时处理，不仅会影响工作、生活，甚至会直接导致脑部受到高温伤害、脑细胞受损，所以发现自己或其他人有先兆中暑和轻症中暑表现时，除了迅速撤离引起中暑的高温环境、选择阴凉通风的地方休息、多饮用一些含盐的清凉饮料外，还可以掐按人中，这样可以迅速缓解症状。重症中暑应立即送至医院进行系统治疗。

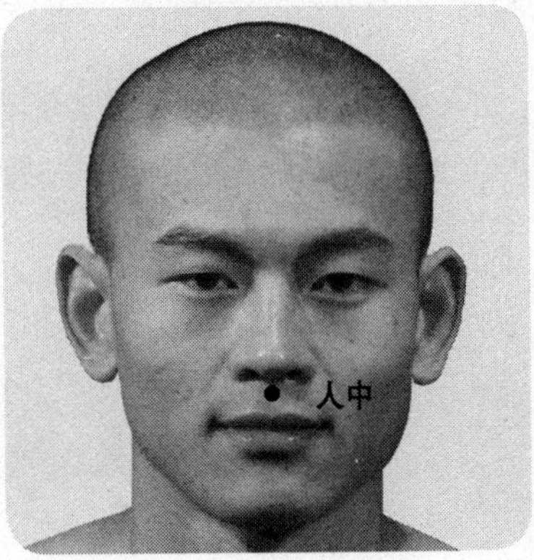


人中穴

程氏针灸之

**中暑掐人中急救法**

施治者将拇指立起，用拇指指尖用力掐按人中穴，持续用力一分钟，稍放松后重复掐按，直至被治者苏醒或症状缓解，注意治疗时被治者头部应尽量平放。

# 迎香
## ——止鼻血、通鼻窍、解便秘、防感冒

### 第一节　脸上也长“辛夷花”

脸上也长花？别急，先来听一个故事。

相传古时候有一个姓秦的秀才，不幸得了鼻孔流脓水的病，那叫一个难受啊，鼻塞不通也就罢了，还浊涕常流、腥臭难闻，连他的妻子儿女都烦他、躲着他。求了不少名医，也用过不少药物，就是不见好转，秦秀才心里这个苦恼啊，心想：自己满腹文才，一腔抱负，不想坏在了这个小小的鼻子上。唉，一世英名付流水啊！他甚至产生了轻生的念头。

一日，他跑到附近的山上，找了一棵古树准备自缢，正巧被一个过路的樵夫看到给救了下来。问明缘由后，樵夫告诉他：“这山中有一种药可治此病。”秦秀才忙问药名，并拿出银两酬谢。樵夫笑笑说：“老夫认柴不认药，救人一命值几何？心诚意恳香扑面，活命自不惧坎坷。”然后用手往深山一指，就走了。

这个樵夫或许是仙人吧！反正民间传说都是这种“仙人指路”式的老套路。不管那么多了，秦秀才按照樵夫的指点到深山中寻找，终于发现一种花树，叶茂花大，香气四溢。他采了一些花蕾，煎水连服数天，讨厌的鼻疾竟然痊愈了。他高兴异常，又采了一些种子，精心种在自家院子里，

以此树的花为得此病的人医治，皆得奇效。有人问他这药何名？他想了想，觉得这药是樵夫暗言指点，自己意会所得，就叫“心意花”吧！日久谐音，就成了现在的“辛夷花”。

辛夷花，虽说是花，但现在入药时多在冬末春初花未开放时采摘，此时花苞形如小桃子，有毛，所以又称侯桃。而花初开时形如毛笔的笔头，又称木笔，学名辛夷。它芳香质轻，善入肺经而专通鼻窍，是治疗鼻塞、头痛、鼻流浊涕、不闻香臭等症的要药。

小贴士

**辛夷花茶**

取绿茶10克，辛夷花、川芎各5克，薄荷3克。用沸水200毫升冲泡，顿服（就是把这200毫升的药茶一次服下）。用于过敏性鼻窦炎、感冒、鼻塞、咳嗽，证属风热者。

如果是风寒引起的感冒，则取辛夷花5克，加藿香10克，开水冲泡后频服（就是开水冲泡后的药茶多次服下）。

怎么判断风寒还是风热呢？风热型一般鼻流浊涕，感冒的话多有发热症状。而风寒型多以流清涕，伴形寒畏冷等。

## 脸上的辛夷花在哪里呢

当然是在鼻子旁边，这个穴位就是“迎香”。迎香，是手阳明大肠经的最后一个穴位，位于鼻翼外缘中点水平旁开的鼻唇沟内。什么叫鼻翼外缘中点呢，这个是我们的医学术语，用普通人习惯的语言描述一下，就是指鼻孔外面那个隆起部位的中点。

初学迎香穴时，总觉得古人也逗，起名字都往好听里起，既然这个穴位与辛夷花的功效一样，可以通鼻窍，治疗鼻塞、不闻香臭之症，那为什么不叫迎臭，而非叫迎香呢？仅仅是为了图个吉利或好听吗？

其实不然，《神农本草经》中说：“香者，气之正，正气盛则除邪辟秽”，

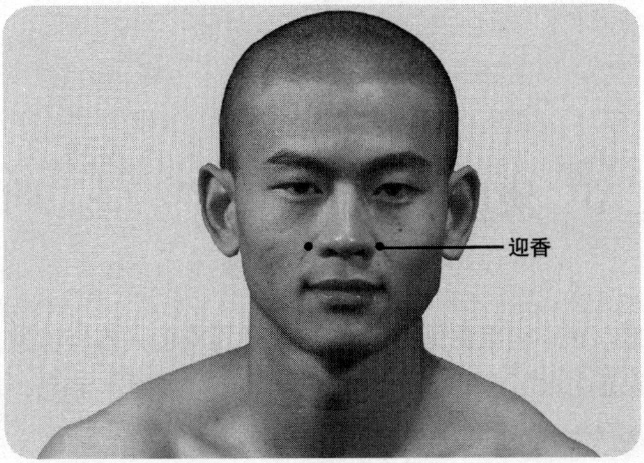


迎香穴

这个香，指脾胃五谷之气。迎香的位置正好在鼻翼的两边，是外界的气味进入鼻孔的必经之路，任何气味，包括香味进入鼻子内，首先就要经过这个穴位。就像古代大户人家门口的迎客一样，所以这个穴位被称为迎香。

此外，这个穴位之所以叫做迎香，还寓意这个穴位的作用和人体的消化功能密切相关。因为只有比较浓香的食物，才能勾起人的食欲，促进人的消化。而迎香是手阳明大肠经的最后一个穴位，也是大肠经和足阳明胃经相交接的地方，与胃及大肠的气血相交通。所以迎香就可以沟通人的消化系统，让人闻到食物的香味而食欲大开。

## 第二节 流鼻血的“思想者”

鼻出血，在中医里称为“鼻衄”，几乎所有的人都经历过。偶尔流鼻血，我们说是上火了，不过是哪里上火了，你知道吗？别急，在揭晓答案之前，先来看一个经常流鼻血的病例。

这是一名9岁小男孩，家住北京海淀区。在我父亲的近弱视专科门诊，每天约有300多个孩子会来治疗，他是其中之一。而我的针灸诊室就在父亲诊室的旁边。一天，我刚要结束门诊，准备下班回家，他妈妈领着他走了进来，说是看我在，顺便问一下孩子流鼻血的事。原来这个孩子经常流鼻血，快一个月了，几乎每天都出血。而且最近两三年，每年秋、冬、春三季就经常流鼻血，有时候晚上睡觉，睡着睡着就开始流鼻血了，早晨起来发现枕巾上一大片的血迹。孩子的父母带他看过五官科、血液科，都没有发现什么问题，除了用植物油经常滴鼻这个方法外，也没什么好办法。

时值秋季，燥邪当令，孩子舌质鲜红、舌苔薄黄微有红刺、脉动有力，当属燥热之象，所以我就安排医生给他在少商、商阳刺血，为什么要在这两个位置刺血呢？少商和商阳分别为手太阴肺经和手阳明大肠经的起始穴位，大肠经脉起于食指的商阳穴而循行终止至鼻旁，肺经与大肠经互为表里经脉，鼻又为肺之窍，所以鼻出血，舌脉再见热象，就应该首先考虑是肺热或大肠有热，而刺血是一种快速清泄经脉郁热的好方法。

但是她妈妈不相信，说：“就只刺血啊，这个孩子可是经常流鼻血，如果孩子在学校再流血怎么办，有没有止血的好方法呢？”

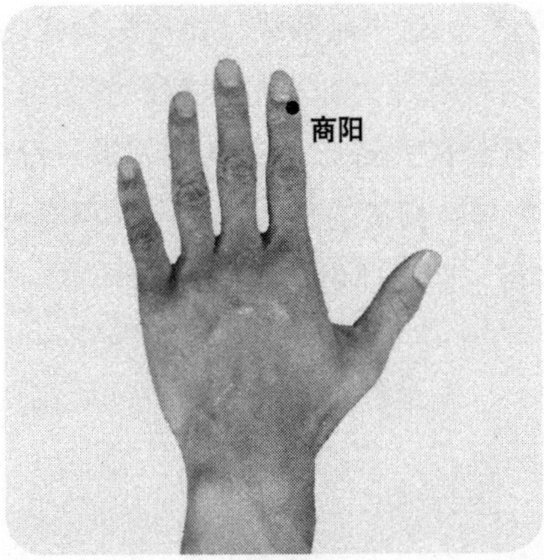


商阳穴

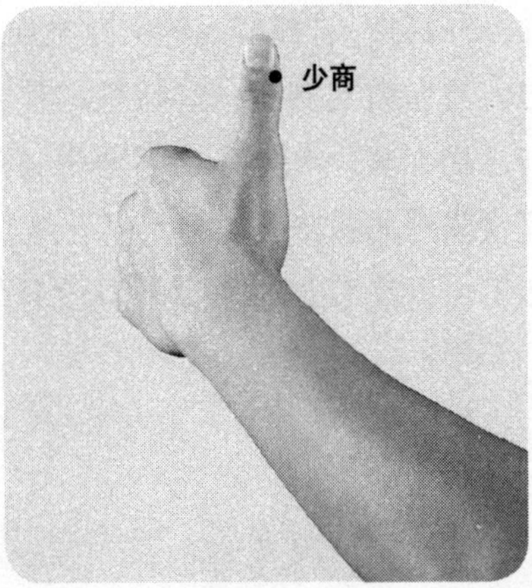


少商穴

“你孩子流鼻血的问题并不难解决，这孩子不喜欢吃蔬菜，有些便秘吧，秋天天气干燥的时候流鼻血的次数多吧……”我耐心地问道。

“是啊，是啊，您怎么知道！”

“这孩子的饮食习惯使他肠燥有热，并且日久热甚，郁阻在大肠经以及相表里的肺经内，在天气燥热伤肺或饮食不洁伤脾胃时就会发作出来，而刺少商和商阳可以把经脉中郁阻的邪热清泄掉，只需要隔日一次，每次刺一侧手指部的少商和商阳，左右交替，用不了三五次，就会见效啦！”我又耐心地解释道。

医生这个工作是需要耐心的，而面对孩子的家长，更需要加倍的耐心，因为他们的心里可是急得火烧火燎呢。

“在这个治疗过程中，如果孩子上学期间鼻子还是出血了，我教给他一个止血的小窍门吧！来，小朋友，跟我学这个姿式……”

一周后，这个孩子不再流鼻血了。

## 什么特殊的姿势呢？你跟着我摆摆就知道啦

先伸出与流鼻血的鼻孔同侧的前臂，在前臂内侧找到肺经的孔最穴。这个穴位可是一个十分特殊的穴位，特殊到我们必须给它一个特殊的名称——郄穴，“郄有孔隙义，气血深藏聚”，这里是肺经气血深深聚集的地方，因而就具有了一种特殊的作用：治疗急性出血性的病症。前面说了，肺之窍在鼻，鼻出血当然要用力点按肺经的孔最穴了。此时，举一反三、喜欢联想的朋友会说“点了孔最，就把与肺相关的最大的孔——鼻孔给堵上了，也就不出血啦”，你这么理解也行，至少通俗易懂吧。

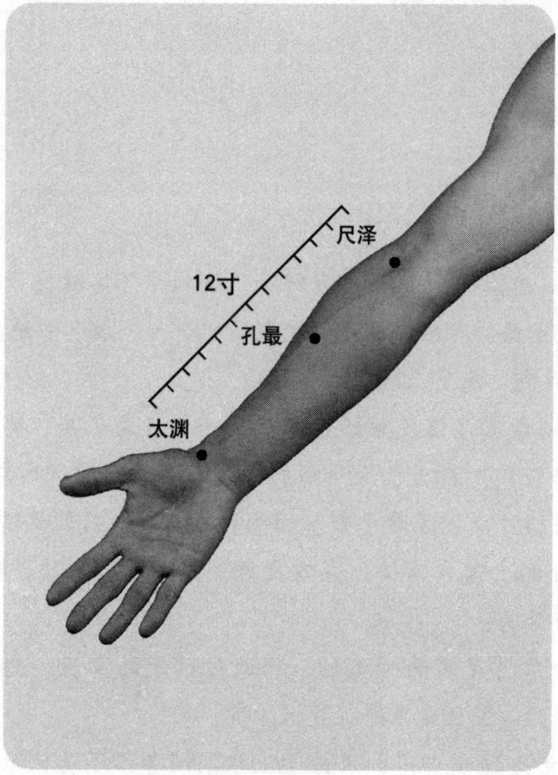


尺泽、孔最、太渊穴

现在对着图示来说明一下取孔最的方法：在手腕内侧横纹上摸到桡动脉搏动处，取太渊穴，然后微屈肘关节，在肘关节窝上的粗大肌腱（肱二头肌肌腱）的外侧取尺泽穴，将太渊与尺泽连线，十二等分，在距太渊七份、距尺泽五份的地方就是可以止鼻血的孔最穴。

可能有的朋友会说，还十二等分，还七份五份，也太难分了点吧，还得准备一根皮尺不成？

其实一点都不难，这可是古人智慧的结晶，有经验的医生只要目测就好了。要知道每个人的前臂长短不一，粗细不均，怎么才能找得准穴位呢，这就要按照一定的距离及比例。孔最穴位是在腕部寸口脉动处（也就是我们平时号脉的地方）直上，从腕至肘的十二分之七的位置。很多初学者的确会用尺比量，甚至我见过一些自作聪明的学生会自制一种可变尺，也就是在橡皮筋上划上标尺，使用时拉伸比量，穴位是找得准了，但是患者有点晕，不知道自己找的是医生还是裁缝。当然还有一个简便的方法，就是孔最在腕部寸口脉动处（也就是我们平时号脉的地方）直上，与前臂肌肉变丰厚处相平的地方。

找到了孔最穴，用另外一只手的拇指，立起来用力点按。注意，一定要用拇指指尖，与穴区表面呈 90 度垂直向下用力，因为指尖的接触面积小，使穴位受到更强的刺激，多可引发麻的感觉，止血效果也好。

点孔最穴的同时，孔最穴所在这一侧的手臂也别闲着，其食指指尖点住同侧的迎香穴，也就是说一边点孔最穴一边点迎香穴，这个姿势熟悉吧，是不是有点像罗丹著名的雕像“思想者”？只不过人家是低头做沉思状，而我们还得把头仰起来望天，不过望天不白望，因为这个动作可以“体位止血”。

现在你明白了鼻出血是哪里上火了吧。

程氏针灸之

**止鼻血法**

一点孔最、二点迎香、三做体位，对症治疗三部曲，迅速止血不用慌；

少商、商阳刺血，隔日一次，左右交替，清泄肺与大肠热，治病求本解难题。

## 第三节　预防感冒的小窍门

经常有人问我："养生专家平时怎么养生？""养生是不是件很难的事情？"

其实，养生并不难，不需要郑重其事、按部就班、生搬硬套地做，有些人听了专家的一番讲解，学习了几个方法，就像奉了圣旨一样，这个不能吃，那个不能做，累不累啊。也有人是见一个学一个，学一个忘一个，又灵活得过了头。

在我看来，养生很简单，只要坚持，每一种方法都会有效，但难就难在坚持。

怎么才能坚持呢？明理才能坚持。每一种方法都有其背后蕴涵的养生道理，明白了道理，方法可以千变万化，甚至你可以自己随意创造。就拿预防感冒这件事来说吧，给你讲讲我是怎么做的。

2009年的冬天，北京的雪可真多啊！记得12月初下了一场大雪，气温也下降到了-10℃左右，比往年冬天可冷多了。可我却从这么寒冷的北京飞到了温暖如春的广州讲课，那里可是20℃的天气，骤然的温度变化，身体是很不适应的。别以为自己的身体是个高性能的机器，它远没我们想象的智能，尤其是在飞机成为普遍的交通工具之后，可能三个小时前皮肤还在受寒冷的刺激，三个小时后就沐浴在湿润温暖的和风里，这让我们的体温控制中枢有点犯晕，今儿到底是冬天，还是夏天呢，到底应该扩张血管，还是应该收缩血管呢？

下了飞机，真是热啊，虽然已经减了衣服，但我知道还要做好预防感冒的小功课。正值中午，接我的人直接把我拉到了餐厅，活动组织方的接风宴啊。按广东的习惯是先喝汤，不过先上来的可不是汤，而是一块热气腾腾的毛巾。这个场景我们都经历过，在一些高档的餐厅，餐前会给每位顾客递上一块冒着热乎气儿的毛巾，大家擦擦手，然后用餐。

就利用这块小小的毛巾吧！

在别人都在擦手的时候，我却用这块热毛巾捂住了口鼻，同时两手食指隔着热毛巾点按住了鼻两旁的迎香穴，一瞬间，温热的感觉袭来，鼻腔迅速通畅，全身毛孔都好像张开了一样，那叫一个舒服。

旁边的人不解地问为什么要这样做？

道理很简单：鼻为肺之窍，自然界的气通过鼻进入肺内，而肺主皮毛，我们的皮肤有一种防御外邪的功能，在中医里称为卫气，就由肺来主管。自然界异常的气温变化则就是外邪了，当然也包括人为导致的气温骤然变化。温热的刺激可以使鼻窍局部的毛细血管扩张，鼻窍通畅了，肺气得宣、卫气得充，皮肤表面防御能力增强，也就增强了适应外界气温变化的能力，从而达到预防感冒的目的。

## 没有热毛巾怎么办

在我们手的拇指下方，掌面大鱼际的中点赤白肉际上，有一个肺经的穴位叫鱼际。取名鱼际，很是形象，因为这里的肌肉就像一条小鱼那样丰满，而“际”就是边的意思，在我们手背偏白的皮肤与手掌偏红的皮肤之间交界处，就是边际了，所以叫做赤白肉际。

这个鱼际穴擅长泄肺热，像咽喉疼痛、声音嘶哑、咳嗽痰黄、鼻塞流涕等症都可以针刺这个穴位，不过刺的时候要提前有个思想准备，因为扎这里挺疼的。

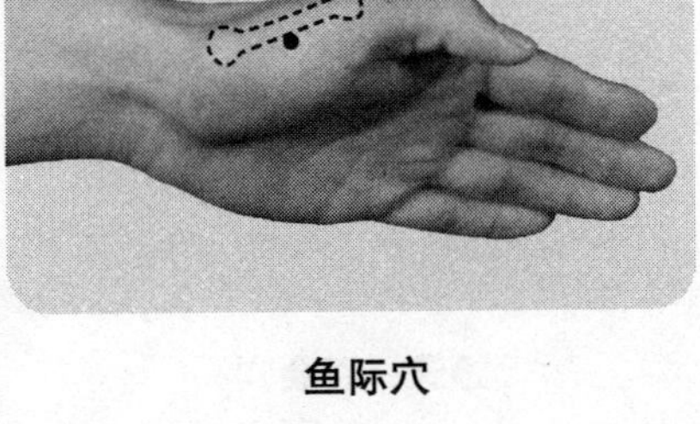


鱼际穴

程氏针灸之

## 迎香、鱼际防感冒法

将两手的大鱼际相对，用力擦动，使鱼际处发热，进而感觉发烫，一般要擦动30秒钟以上，然后迅速把大鱼际放到鼻旁迎香穴处，你会感觉到同样的温热刺激，鼻窍也会随即通畅。

这可是宣肺气、泄肺热、通鼻窍的好方法。

迎香、鱼际可以通鼻窍，治鼻塞。但如果用了这个方法，鼻子还是不通气，我就再教给大家一个穴位，那就是头顶的通天穴。

这个通天，在哪个地方呢?

通过名字，我们就可以知道，它一定是在人的头部，古人认为它能使肺之气与天之气相通，故名。准确地描述，通天穴在人的头部前发际正中直上4寸，旁开1.5寸（前发际正中至后发际正中距离为12寸，单侧额角到前发际正中为4.5寸，这里的“寸”，是“份”的概念，前后文该字的意思均为此义）。这个通天穴，是治疗鼻子疾病的特效穴位。所以，如果单按迎香穴治疗鼻塞效果不好的话，可以点按这个穴位，保证“手到病除”。

我记得有一次给学生上课的时候，正讲到迎香穴的作用，一个学生说自己正好感冒鼻塞，点了半天迎香穴鼻子还是不通气，要求老师给点一下。于是我就点了他的通天穴，当然力量要稍大一些，结果一点即通。学生惊于效果，相互传验，百试百应。

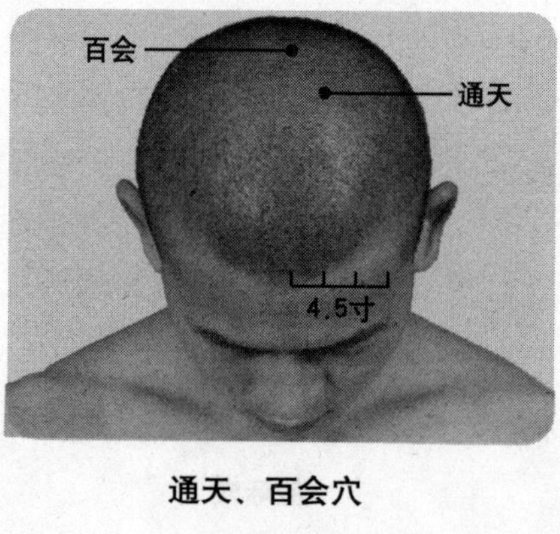


通天、百会穴

程氏针灸之

**点通天通鼻窍法**

先找到头顶凹陷处的百会穴，自百会穴向前额约一指宽，旁开头部正中线约一指宽，就是通天穴的位置。用两手拇指持续用力点按此穴，局部会出现明显酸痛感，约1分钟后，鼻塞症状可缓解。

## 第四节 迎香上面还有迎香

前面说到了鼻子不通气，就不得不说说鼻炎。鼻炎患者现在是越来越多，特别是在大城市里，我觉得和环境污染这一原因密切相关，强调低碳、无碳，还是很有必要的，至少让我们的鼻子舒服舒服吧。

也许你会说："不就是鼻子不通气，流点鼻涕嘛，谁没感冒过啊！"其实不然，得过鼻炎的人都知道那个难受劲儿，绝对和感冒引起的鼻塞流涕不同。

一方面会引起头痛头晕，脑子总觉得昏昏沉沉，总感觉没睡醒似的，记忆力和学习能力明显下降，工作效率降低；另一方面不断打喷嚏，不分场合，无法控制，鼻腔中分泌物增多，擤过以后鼻子红红的，鼻头肿肿的，严重影响美观和日常生活。

记得有一年，我陪同一位领导到国外考察，参观一家医院时，谁知他的鼻炎犯了，一路上不断擤鼻子，包里装了一大盒纸巾，用过的不能随处扔，就也放在包里，谁知参观手术室时一不留神将包落在更衣间里了。当我们参观完了准备要离开医院时，手术室的医生追过来送上一只装着纸巾的包，还一个劲儿地说"你的东西忘了"，弄得领导特别尴尬。唉，都是鼻炎惹的祸啊，都影响外事工作了。

再一方面鼻子不通气如果延续到晚上睡觉时，会严重影响睡眠，不容易入睡，就算睡着了，也总要保持侧身的姿势睡觉，睡眠质量糟糕。甚至使呼吸困难，引发睡眠呼吸暂停综合征……

那么，什么是鼻炎呢?

鼻炎，在医学上指的是鼻腔黏膜和黏膜下组织的炎症，分为慢性单纯型鼻炎和慢性肥厚型鼻炎两类，前者表现为鼻黏膜局部的充血或者水肿，患者以鼻塞、流清水涕为主要症状，伴有鼻痒、喉部不适、咳嗽等，在中医里属于“鼻塞”的范畴。而后者则表现为鼻黏膜长期充血水肿后继发的纤维组织增生、黏膜肥厚，患者以鼻塞、流稠涕或脓涕为主，伴有嗅觉减退或耳鸣等，在中医里属于“鼻渊”的范畴。

介绍了这么多专业的分类方法，主要是想告诉你不同的情况，治疗的方法不同。

## 鼻子不通气

鼻塞和鼻渊都有鼻子不通气的症状，这个问题的解决方法，前面我们已经介绍了不少了，我比较推荐鱼际擦迎香的方法。为什么呢？因为擦动的范围稍大一点，就会刺激到另外一个迎香穴啦，那就是上迎香穴。

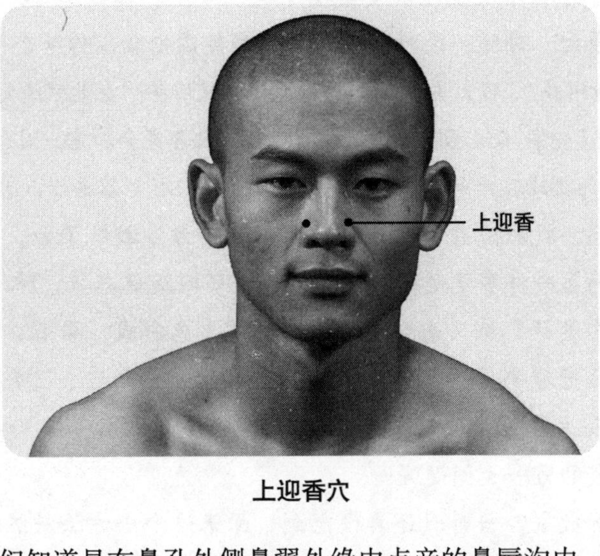


上迎香穴

迎香我们知道是在鼻孔外侧鼻翼外缘中点旁的鼻唇沟内，而上迎香则是在鼻唇沟向上延伸至鼻翼上缘处。治疗鼻炎，一般我会将迎香与上迎香组合来用。因它太有效了，针一刺入，患者立刻就会有种特殊的感觉出现。什么感觉呢？不是疼、不是麻，也不是胀，这些感觉可能都会有，但最主要的、会让患者叫出声音来的感觉是——酸！针刺上迎香引起的鼻子酸，可不是一般的酸，比吃芥末还来劲，会一直酸到鼻根，会让你顿时两眼泪汪汪，鼻涕一大把，但也会立刻让你鼻窍通畅。

程氏针灸之

**两个迎香治鼻炎法**

用手掌大鱼际（当然，用手指指腹也可以），擦摩鼻旁鼻唇沟，从迎香至上迎香，反复纵向擦摩，使局部发红发热即可，可以起到通畅鼻窍、缓解鼻塞、治疗鼻炎的作用。

这个方法还有一个神奇的作用。

我有一个朋友，30多岁，是个鼻炎患者。每年的春秋两季，她一定来找我，因为这两个季节是她鼻炎严重发作的时候。一般针灸几次就能缓解，治满一个疗程十次就可以安全度过这一季了。但她却坚持不了，因为工作性质的原因，每隔一段时间她就要飞到英国伦敦工作半个月。

这天，她问我："程大夫，我这个鼻炎扎扎就好些，在北京还好办，可以连续治疗，但到了伦敦不仅不能按时完成治疗，而且鼻炎会加重，因为那里被称为'雾都'，空气污染比较严重，我一去鼻炎就犯，一犯就不容易好，怎么办呢？"

我想了想，就把迎香与上迎香共同刺激的方法教给了她，并嘱咐她每天早上起床的第一件事就是擦摩两穴，应该可以缓解症状，防治鼻炎。

过了一个多月，她又来到了门诊，说是要感谢我。原来，她坚持按我教的方法，每天醒来第一件事就是在床上半靠着擦摩两个迎香穴，居然一个月鼻炎没有发作。然后她神秘地问我："程大夫，你知不知道你这个方法还解决了我的另一大问题呢？"

还有附加效果？当时我还真没想到，原来这个小方法居然治好了她多年的便秘！

"程大夫，真没想到，我大便一直不好，2~3天一次，都说'排毒养颜’，可我这个肠道里的‘毒’总是排不痛快，年轻轻地脸上都长斑了。谁知道坚持做了你教的治疗鼻炎的方法大约一周后，排便就开始逐渐规律起来，也越来越轻松痛快了，真感谢你啊，解决了我的大问题！”

小方法，解决大问题。鼻炎、便秘、色斑，这看起来毫无关系的几个病症间，其实是相互关联的。为什么呢，来看看手阳明大肠经经脉的循行图吧。

**小贴士**

手阳明经起自食指桡侧（挨着拇指的一侧）顶端，沿着食指桡侧上行，经过第一、二掌骨（食指拇指延伸到手掌的部分）之间，进入两筋（跷起拇指出现的两条明显的肌腱）之中，向上沿前臂桡侧进入肘外侧（曲池），再沿上臂前外侧上行，至肩部，向后与脊柱上的大椎穴相交，然后向下进入锁骨上窝，络肺脏，通过膈肌，属大肠。

其分支从锁骨上窝走向颈部，通过面颊，进入下齿槽，回过来夹口唇两旁，在人中处左右交叉，上夹鼻孔两旁（迎香）。

手阳明大肠经不通畅时，主要会引起以下疾病：

（1）上身部位病：经络“不通则痛”，所以手阳明大肠经气血不通畅会导致食指、手背、上肢、后肩等经络路线上的疼痛和酸、胀、麻等不舒服的感觉。

（2）头面五官病：从上面经络循行可以看出，手阳明大肠经跟面部、下齿、鼻子等关系密切，所以邪热郁阻经脉、也就是平时咱们说的“上火”时，会有眼睛发黄、口发干，眼睛干涩，流涕或鼻出血，牙龈肿痛或者咽喉肿痛等一系列症状；而经脉阻塞、气血不通时，则会有面色晦暗、色斑出现或加重等症状。

（3）肠腹病：手阳明大肠经联属大肠，经脉不通时，肠腹亦不通顺，导致功能下降，腹胀、腹痛、便秘等症状也就频频出现了。

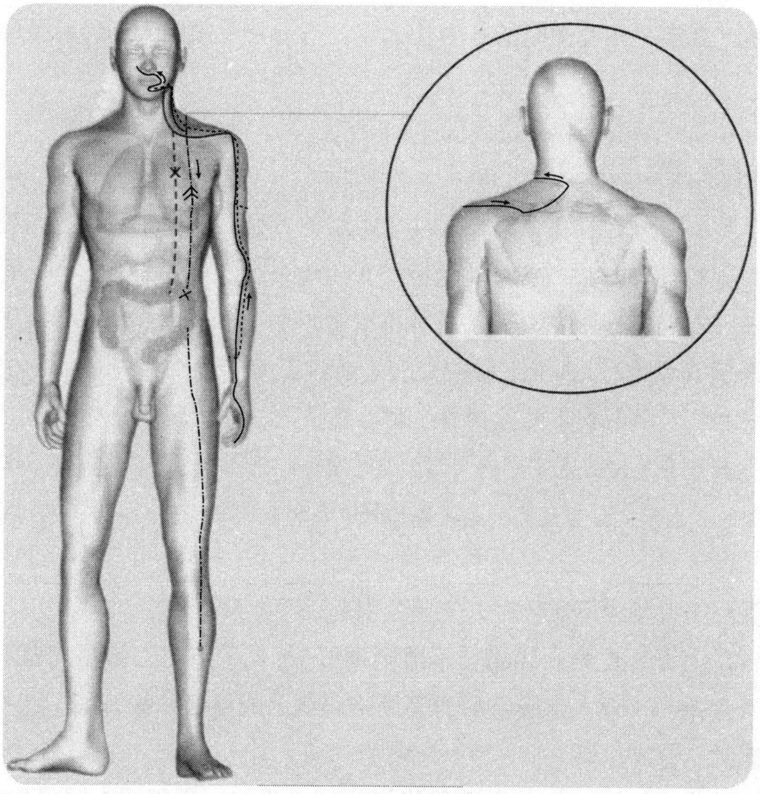

手阳明大肠经循行图

有句话叫“循行所过，主治所及”，就是说经脉从哪儿过就能治哪儿的病。从上面的循行路线可以看出，与手阳明大肠经关系密切的内脏有肺和大肠，所以疏通此经气血可以预防和治疗呼吸系统和消化系统的疾病。虽然，肺和大肠看起来是风马牛不相及的两个内脏，其实它们通过大肠经互相联系，互相影响。所以经常可以发现，有鼻炎的人大多伴有便秘，这就是因为肺和大肠相为表里的原因。

另外，跟手阳明大肠经关系密切的五官有：脸、下齿、鼻子。我遇到一些脸上有痤疮的人，通常会先问他们是不是有便秘的问题，因为大便不通，体内的垃圾就会堆积，人体是有自我清扫功能的，这些毒素总要通过一些途径排出体外，这样与大肠经关系密切的地方就成了体内之毒的首选，于是人会长痤疮、色斑，发生鼻炎，面色晦暗，甚至会下齿痛。

## 鼻流脓涕

鼻流脓涕，这是肺热或大肠有热的表现。肺经不是与大肠经互为表里经脉吗？表里经脉间有着特殊的联系通道，叫做络脉，它起始于本经的一个穴位，称为络穴，然后分支出来走向相表里的经脉。例如肺经的络脉起始于手腕部的列缺，走向相表里的手阳明大肠经。而手阳明大肠经的络脉起始于前臂靠近手腕部的偏历，走向相表里的手太阴肺经。

既然经脉有热，按照“实则泻之、虚则补之”的原则，可以选择适当的穴位并行补泻手法中的泻法。

哪个穴位最合适，什么方法有泻热的作用呢？这里给大家讲一点较为专业的知识吧——五输穴。

古人用认识自然的方式认识经络，既然将经络理解为气血运行的通道，就很自然地把气血在经络中的流行过程比喻成水流，于是就有了五输穴的概念。五输穴是五个穴位，十二经脉每条都有这五个穴位，均位于四肢肘膝关节以下，由指（趾）端向肘膝方向排列，依次是井穴、荥（音型）穴、输穴、经穴、合穴。

古人定出这五个特殊的穴位，又给这五个穴位另取了一个特殊的名

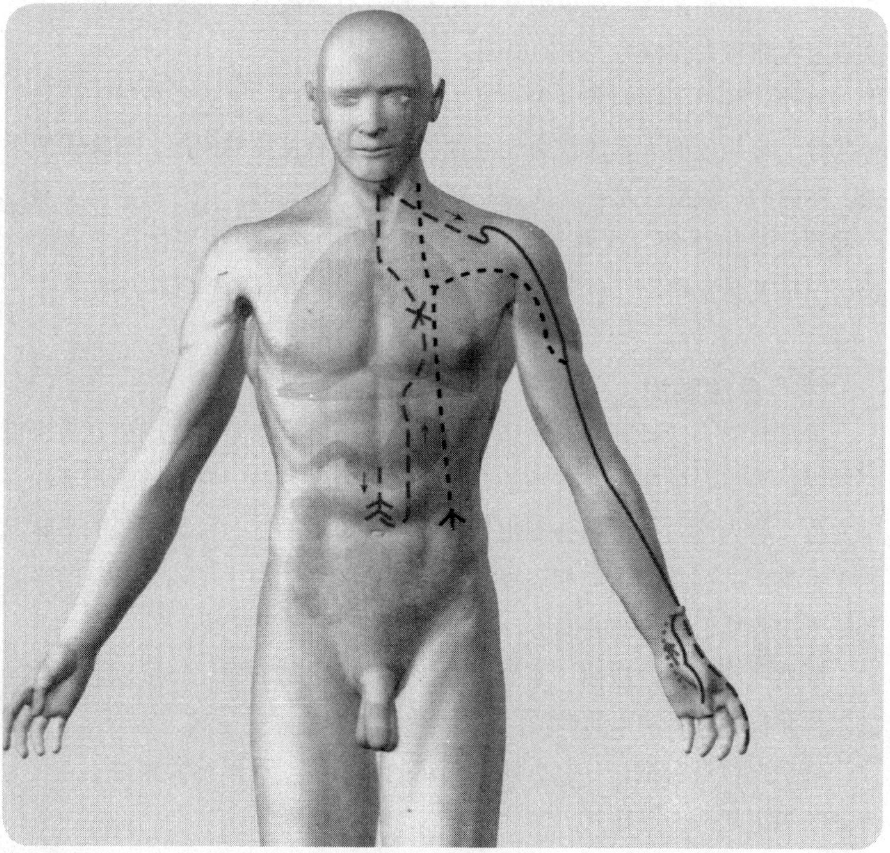

手太阴肺经

称，不仅是为了向我们描述经脉当中的气血像水流一样自泉眼涌出，然后汇成小溪、聚集成潭、流行成河，并最终汇入大江大海的由小到大、由浅入深的过程，更重要的是为了将这五个穴位与五行相配，形成一种特殊的选穴方法。

井、荥、输、经、合这五个穴位与五行是如何搭配的呢，看下面这个表吧，一目了然：

| | 井穴 | 荥穴 | 输穴 | 经穴 | 合穴 |
|---|---|---|---|---|---|
| 阴经 | 木 | 火 | 土 | 金 | 水 |
| 阳经 | 金 | 水 | 木 | 火 | 土 |

的确，阴经与阳经在和五行的对应关系上有所不同，记忆起来有点麻烦，不过还是有规律的，自己找找吧。

具体如何应用呢？我们还是以鼻流脓涕为例。这个症状属肺热，肺五行属金，按照“虚则补其母、实则泻其子”的原则，应该选择肺经的子穴做泻法。金生水，水为金之子，所以选择的泻肺热的穴位，应该是手太阴肺经的合穴（水穴）——尺泽。

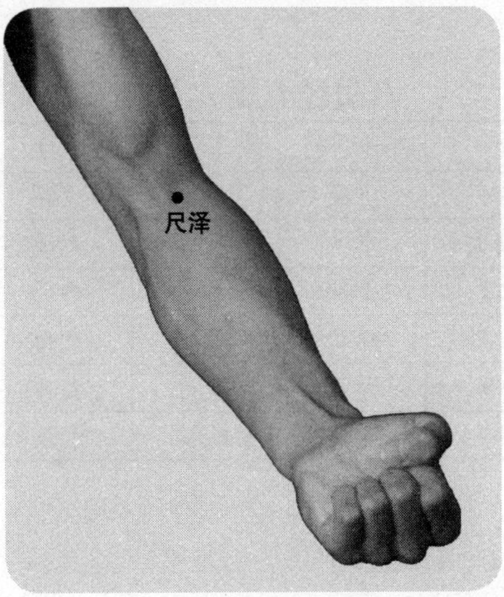


尺泽穴

具体的方法则是刺血拔罐。

程氏针灸之

### 尺泽刺血拔罐治鼻渊法

在肘关节内侧横纹中，找到一个粗大的肌腱，这就是肱二头肌肌腱，在肌腱的外侧凹陷内就是尺泽穴，操作时在尺泽穴附近寻找静脉点刺出血，再加一个小罐，以加强出血，可泻肺热，治疗实热型的咳喘、鼻炎等。

以前，像这样在科普的书中介绍专业知识我还有些担心，怕大家弄不懂，觉得枯燥乏味。不过前一阶段我发现由于现在养生节目普及了大量的中医知识，使很多原来没有中医基础知识的普通观众逐渐入了门，简单的问题已经难不倒我们的中医业余爱好者了，浮浅的知识也满足不了中医爱好者了，于是我们戏称："不能再出本科生的题目了，要改出研究生的题啦！"

要想了解十二经脉所有的五输穴，并通过五行生克关系进行补泻，可以参考下面这两张表格。

**六阴经五输穴及与五行配属表**

| 六阴经 | | 井（木） | 荥（火） | 输（土） | 经（金） | 合（水） |
|---|---|---|---|---|---|---|
| 手三阴 | 肺（金） | 少商 | 鱼际 | 太渊 | 经渠 | 尺泽 |
| | 心包（相火） | 中冲 | 劳宫 | 大陵 | 间使 | 曲泽 |
| | 心（火） | 少冲 | 少府 | 神门 | 灵道 | 少海 |
| 足三阴 | 脾（土） | 隐白 | 大都 | 太白 | 商丘 | 阴陵泉 |
| | 肝（木） | 大敦 | 行间 | 太冲 | 中封 | 曲泉 |
| | 肾（水） | 涌泉 | 然谷 | 太溪 | 复溜 | 阴谷 |

## 六阳经五输穴及与五行配属表

| 六阳经 | | 井（金） | 荥（水） | 输（木） | 经（火） | 合（土） |
|---|---|---|---|---|---|---|
| 手三阳 | 大肠（金） | 商阳 | 二间 | 三间 | 阳溪 | 曲池 |
| | 三焦（相火） | 关冲 | 液门 | 中渚 | 支沟 | 天井 |
| | 小肠（火） | 少泽 | 前谷 | 后溪 | 阳谷 | 小海 |
| 足三阳 | 胃（土） | 厉兑 | 内庭 | 陷谷 | 解溪 | 足三里 |
| | 胆（木） | 窍阴 | 侠溪 | 足临泣 | 阳辅 | 阳陵泉 |
| | 膀胱（水） | 至阴 | 通谷 | 束骨 | 昆仑 | 委中 |

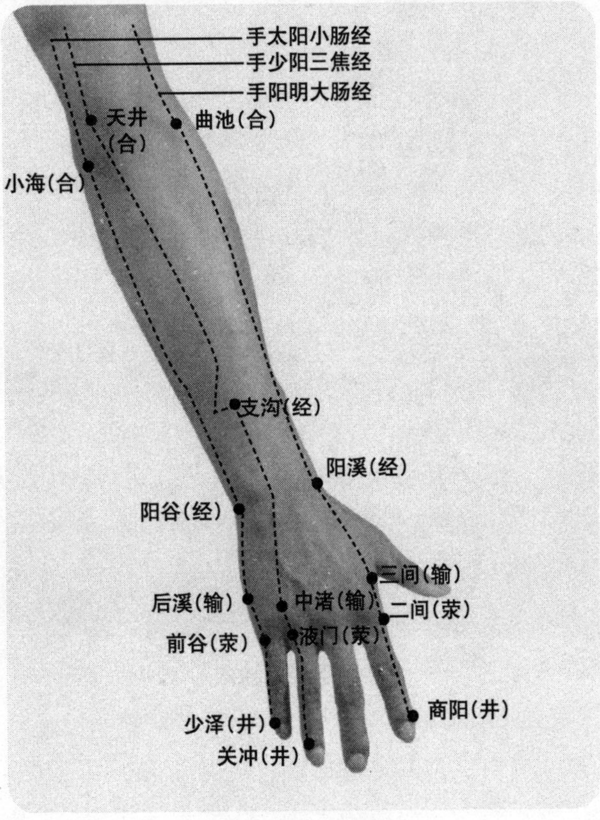


手三阳经五输穴

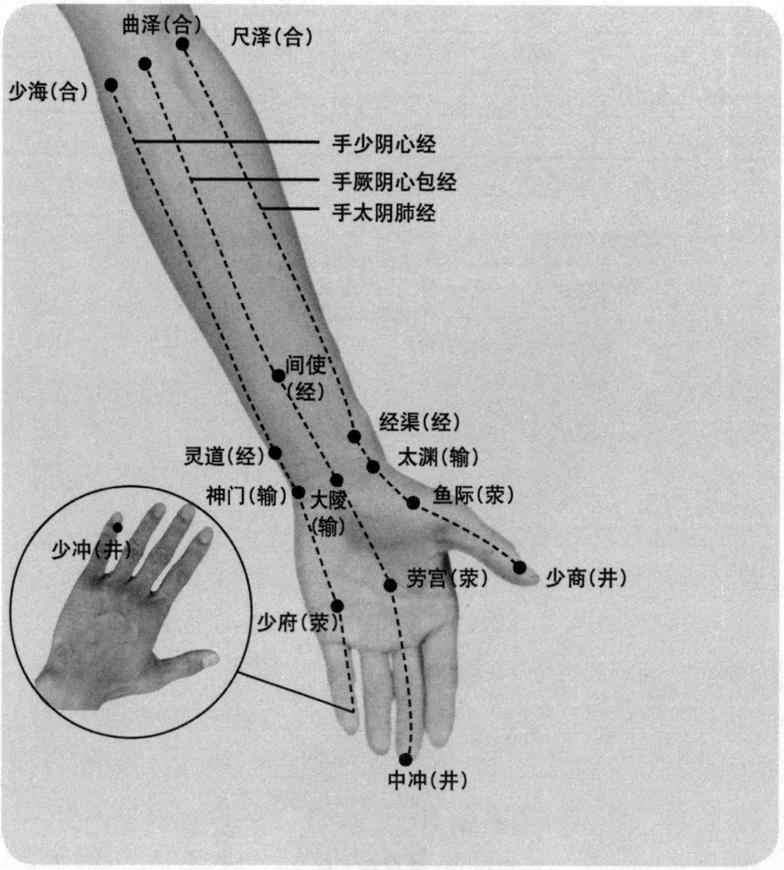
曲泽(合)
尺泽(合)
少海(合)
手少阴心经
手厥阴心包经
手太阴肺经
间使
(经)
经渠(经)
灵道(经)
太渊(输)
神门(输)
大陵
(输)
鱼际(荥)
少冲(井)
劳宫(荥)
少商(井)
少府(荥)
中冲(井)

手三阴经五输穴

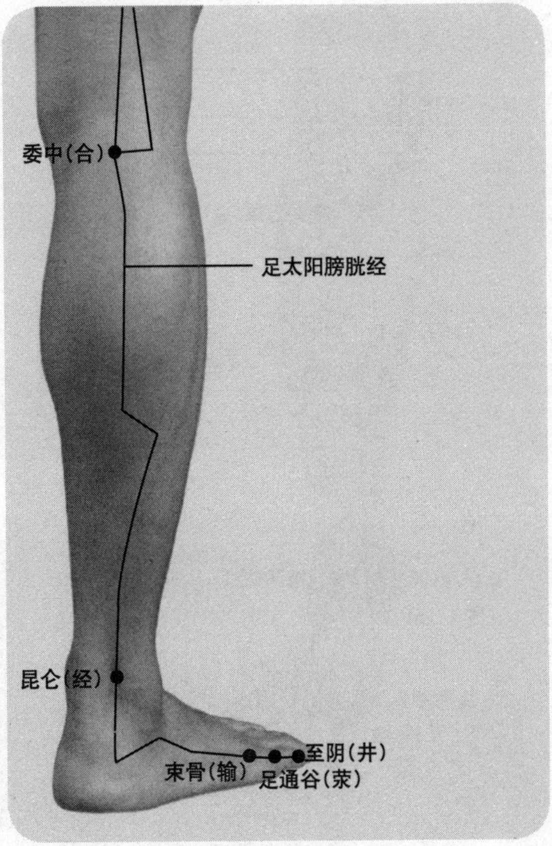


足太阳经五输穴

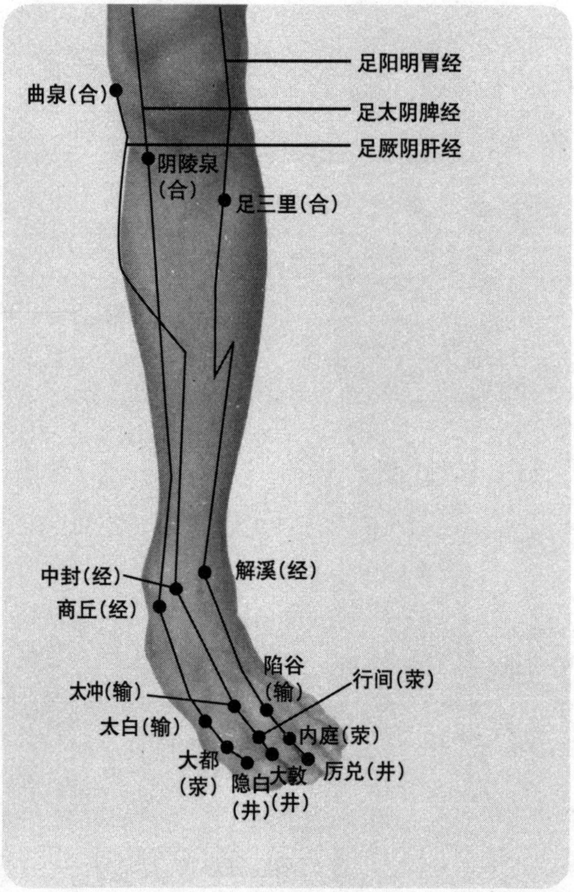


足太阴、足厥阴、足阳明经五输穴

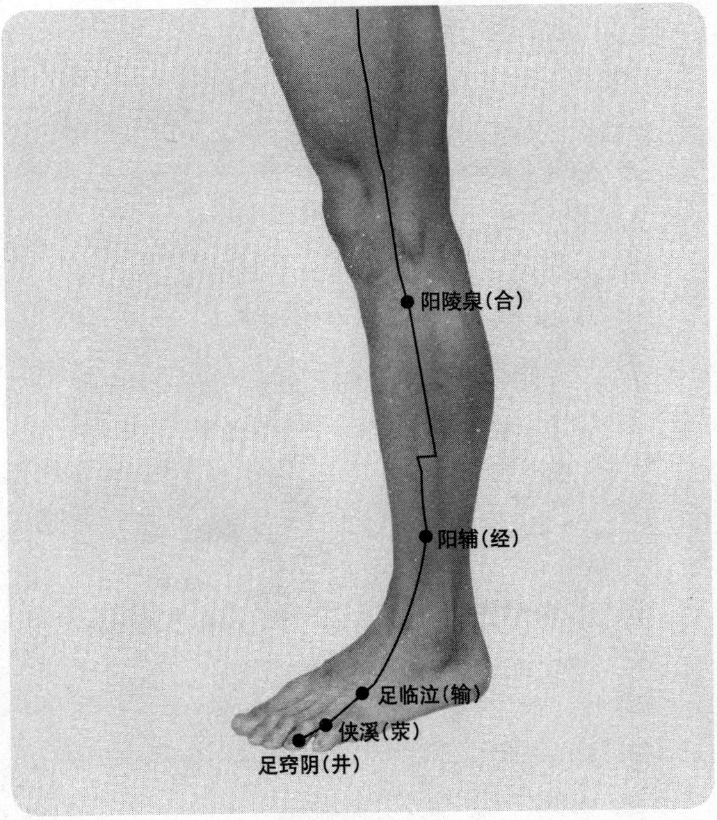


足少阳经五输穴

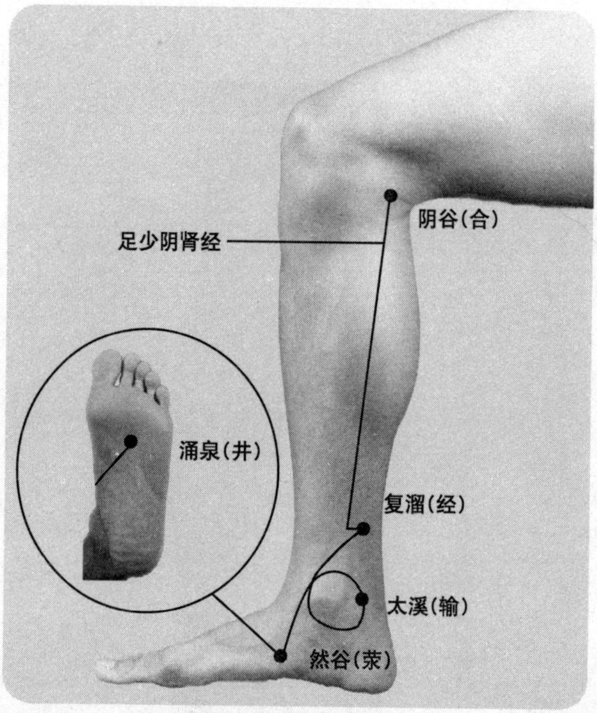


足少阴经五输穴

# 合谷

## ——止痛穴、美容穴、缓压穴、解酒穴

### 第一节　经脉所过，主治所及

合谷，是手阳明大肠经上的穴位。位于手背第一、二掌骨之间。取穴时，将一只手的拇指和食指分开，展露虎口。用一只手的拇指第一个关节横纹正对另一只手虎口边缘，拇指弯曲并按下，指尖所指处即为合谷穴。

合谷，还是一个特殊的穴位，其名最早见于《灵枢·本输》：“合谷，在大指歧骨之间，为原。”

歧，就是分开的意思，指穴位位于第一、二掌骨分开之处。《说文》云：“泉出通川为谷，从水；半见出于口”；“合者合口也。合，会也，聚也，肉之大会为谷。”手的大拇指和食指并拢的时候，这个地方的肌肉就

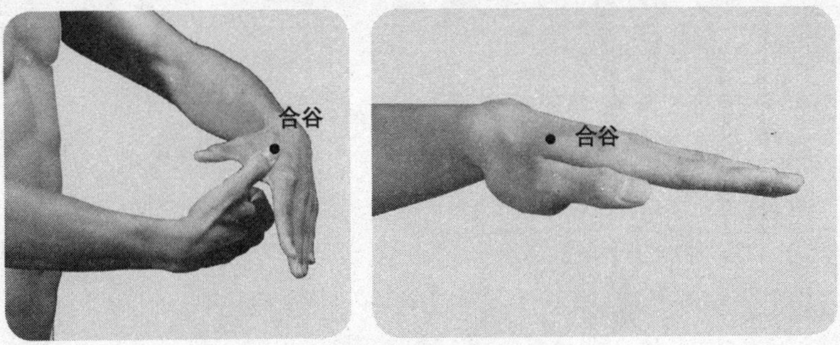


合谷取穴方法

隆起来，就像一个山谷，所以称为合谷穴。

原，则是本原，合谷是大肠脏腑的原始之气输注的穴位，也就是说这个穴位与大肠、大肠经脉之间有着特殊的密切关系。

怎样的密切关系呢？听我慢慢讲来。

还记得我们在“迎香穴”那一节中介绍的大肠经的循行路线图吗？

手阳明经起自食指桡侧顶端（商阳），沿着食指桡侧上行，经过第一、二掌骨（合谷）之间，进入两筋（阳溪）之中，向上沿前臂桡侧进入肘外侧（曲池），再沿上臂前外侧上行，至肩部，向后与脊柱上的大椎穴相交，然后向下进入锁骨上窝，络肺脏，通过膈肌，属大肠。

其分支从锁骨上窝走向颈部，通过面颊，进入下齿槽，回过来夹口唇两旁，在人中处左右交叉，上夹鼻孔两旁（迎香）。

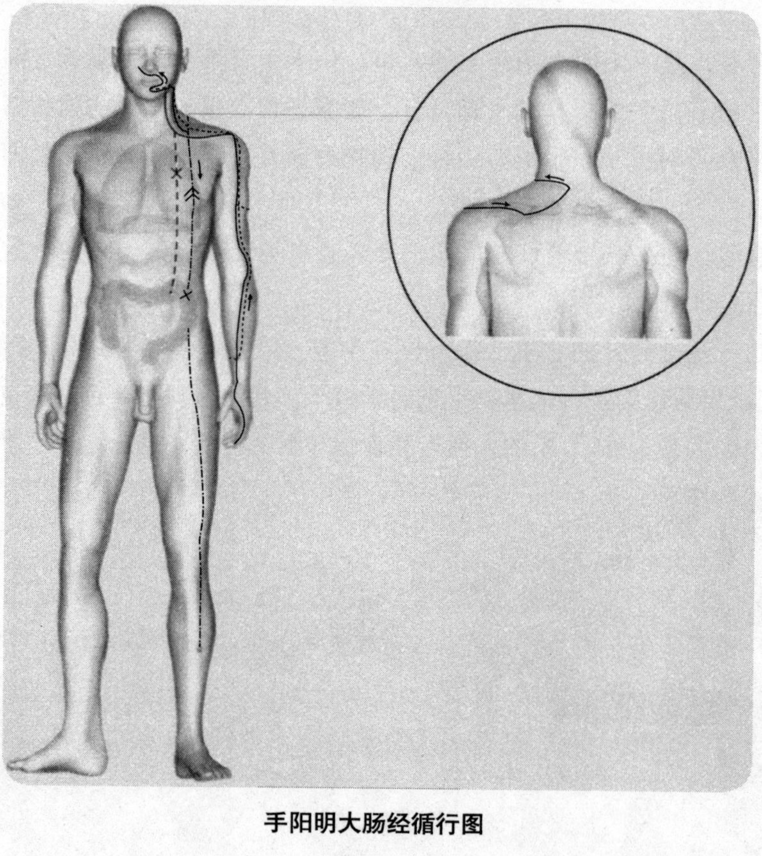

手阳明大肠经循行图

“不通则痛”，当手阳明大肠经不通畅时，会出现食指、手背、上肢、后肩等大肠经脉经过路线上的疼痛和酸、胀、麻等不舒服的感觉，而这些问题，都可以找合谷穴来解决。

先来看一则合谷显神效的古代医案吧！

元代的时候，安徽宣州出了一位神医名叫徐文中。他的岳父是当地一位颇有声望的名医。岳父见徐文中聪颖、朴实而且好学，便将自己的学问毫无保留地传授给了他。没几年，徐文中不仅能像岳父一样为人治病，而且还在许多方面超过了岳父。与岳父相比，他尤其擅长针灸，许多疑难杂症，往往只需扎上几针，便能迅速根治。

徐文中平日四处行医，对金钱十分淡漠，对当官更没什么兴趣。起初，他被人推荐到某县当县吏，但由于不堪忍受繁杂的公务便悄然离去。后来，又有人推荐他做安陆府的府吏，迫于无奈，他只好去就任，可没几天，他便厌倦了官场的繁文缛节，最后不辞而别四处行医去了。

有一次，他到吴郡游历，吴郡一大户人家有人患风湿病躺在床上，痛苦不堪。当听到徐文中路过这里的消息后，便请他去治疗。徐文中没有开药方，只是在患者的腿上扎了几针，奇迹便出现了，只见病人从床上坐了起来，马上可以下地走路了，病人家属见状高兴得不知说什么才好。这件事迅速传遍了吴郡，一时间，找他治病的人络绎不绝。吴郡的官员见徐文中医术高超，深受人们敬重，便请他做郡吏，徐文中推辞不过，只好就任。

当时，镇南王王妃生病卧床，连坐起来都十分困难，王府里的御医都不能治。南台侍御史向镇南王推荐徐文中，镇南王便马上派人用快马跑到吴郡去请他。徐文中到了后，镇南王以礼相待，让他坐在便殿，向他述说了王妃的病情，然后把他领到室内为王妃诊视。见徐文中只从一盒子里取出了几根长短不一的银针，镇南王顾虑重重地问：“她的病可以治好吗？”徐文中沉稳地回答：“我来就是要为王妃扎针，如果病治不好，那我来干什么呢？”开始，徐文中试探着让王妃抬手脚，王妃尝试了一下，抬不起来。徐文中便按住王妃的合谷、曲池两个穴位，随即将银针一点点扎入，王妃一点儿也没有疼痛的感觉。过了片刻，像开始时一样，他再次请王妃抬起手脚，王妃推辞说不能。

徐文中对她说："针气已经运行了，您抬一抬手。"王妃就试着把手举了一下，居然很轻松地抬了起来，又让她抬脚，脚也轻松地抬了起来。镇南王在一旁屏声静气地看着，当他看到王妃的手脚能够活动时，非常高兴。第二天，王妃已经能坐起来了。于是，镇南王马上大摆宴席犒赏徐文中，还赐给了他许多钱财。从此，徐文中的名声震动了广陵，人们都以为他是扁鹊转世。

这一则医案见于明代名医江瓘、江应宿编撰的《名医类案》当中。

也许你会奇怪，怎么医案里的御医这么没本事啊，这么个小病都看不好，让徐文中两针下去，就豁然而愈呢？

我想这说明了两个问题：一方面徐文中的诊疗技术非常高超，"理、法、方、穴、术"样样具备，理论扎实，辨证准确，选穴恰当，处方合理，手法精良，这曲池、合谷两穴分别在手和肘关节上，专治肢体运动不灵，估计徐文中将王妃的病辨证为阳明经脉不通引起的活动不利；另一方面呢，御医可不是那么好当的，所谓"伴君如伴虎"嘛，猛药不敢下，有些疼痛感的针刺方法就更不敢用了，相比较而言，在宫廷医案记载中用针刺治病的还是少一些，不仅因为针刺疼，还可能会出点血，刺到毛细血管时会有些淤青的情况，大概还因为针刺要裸露肌肤，有些不雅或不便吧。其实，这种疼痛类的、运动受限类的病症，最适合用针灸来治疗了，效果往往比方药来得快得多，甚至有"针下痛止"、立竿见影的效果。

这种循经治疗远隔部位病症的穴位作用，被形象地称为"经脉所过，主治所及"。

## 第二节　面口合谷收

既然合谷有循经的治疗作用，那么你可能很容易从上面描述的大肠经脉循行路线中发现，手阳明大肠经跟面部、下齿、鼻子等关系密切，于是合谷的治疗作用中就多了一句经典的语句——面口合谷收。

从经脉循行路线上，我们可以看出手阳明大肠经和足阳明胃经这两条“阳明经”在面部、口唇周围分布十分密集，并且这两条经脉气血在鼻旁迎香穴交接在一起，所以通过刺激大肠经的原穴合谷，调整手足阳明经的经气运行，就可以治疗远在头面部的疾病。根据记载，合谷可以治疗头痛、目赤肿痛、鼻出血、牙痛、牙关紧闭、青春痘、赘疣、三叉神经痛、眼睛疲劳、喉咙疼痛、痄腮、热病无汗、多汗、腹痛、便秘、经闭、滞产、耳鸣、面部神经麻痹、口眼歪斜、打嗝等病症。

这就是“面口合谷收”的意义。

这可是上千年以来，不知多少代针灸师在临床中验证出来的科学规律，虽然现代医学还无法解释合谷与面口之间的内在联系途径，但神奇的例子却层出不穷：

1974年的上海，第二医学院附属第九人民医院内，口腔颌面外科的医生正在手术室内在针灸麻醉下做一例颞颌关节成形术，当在合谷穴行针刺麻醉时，奇妙的现象发生了——患者的嘴突然张开了，手术因此没有了意义，被临时取消。

1986年的日本，一位老妇人不能张口，无法进食，经多种治疗无效，乃以针试之，针右合谷穴，针入口开。

以上两个例子摘自中国中医科学院黄龙祥教授的著作《黄龙祥看针灸》一书，黄教授是针灸文献研究的专家，早几年他写的《针灸学术史纲要》一直是我出差必带的精神食粮，给我很多启迪，对针灸感兴趣的朋友可以抽时间读读。

话扯远了，这两个例子都是西医遇到的情形，其实在我们针灸医生的行医生涯中几乎每天都在重复，再次说明了“现代科学不能解释的现象，未必不是科学的”道理。讲个我自己遇到的例子吧。

还是在我上研究生的时候，一天晚上，大约10点左右，有人急匆匆地敲门，打开一看，是我妈妈单位的一个同事。那时，我为了上学方便，也为了晚上能安静读书，住在妈妈单位分的宿舍里，同楼几乎都是妈妈的同事。

来的这位男同志（其实我当时应该叫叔叔），年过四十，体瘦，由于是搞设计创作工作的，养成了晚上熬夜的习惯，眼圈总是黑黑的。今天这么晚找上门来是为了什么呢，定睛一看，明白了，人家一手托着微微红肿的腮帮子呢，一定是牙痛上火了，估计又是熬了几夜闹的。

问了情况，果然如此，现在一侧牙痛难忍，家里没有止痛药，这不找我寻药来了。到我家里来，还找药吃，太瞧不起我了吧，我可是程氏针灸的第四代传人啊！

先扎一针吧，于是就先在他患侧手虎口处的合谷刺了一针，别小看这一针，虽然针不长，只用了一寸的短针，虽然刺入不深，也只五六分深，但咱的手法可是爷爷传下来的“程氏三才针法”。

所谓“三才”，指的是天、人、地三部，也就是浅、中、深三种不同的深度，爷爷强调持针时要有“手如握虎”之力，方能“伏如横弓，起如发机”；运针时讲究指实腕虚，专心致意，气随人意，方使针达病所，气血和调，正胜邪去。针刺时，将点穴、押指、穿皮、进针等融合为一体，在一两秒钟内完成，而且一步到位，针感迅速出现，且达于病所而起效。总结来说，快而有效正是“程氏三才针法”的特点。

我记得中央电视台《大家》栏目给爷爷做的专题访问中有这样一组镜

头：主持人从没体验过针灸，想尝试一下，于是爷爷就在其前臂背侧靠近手腕部的外关上扎了一针，只觉得爷爷的手略抖了一下，须臾间，主持人的前臂就有酸胀感袭来，并且一直蹿至上臂，而转瞬间爷爷的手又是微微一抖，那种奇妙的感觉又一下子放散到食指尖……

听起来、看起来，这一段情景，怎么都像一个武林高手收发自如的表演，而我虽然没有爷爷那样深厚的功力，但进针后的几下颤动手法，还是让牙痛的这位，一下子把注意力集中到了手上。我继续行针（也就是继续在针刺的局部做一些简单而快速的操作手法），酸胀的针感沿着手阳明大肠经在前臂的循行路线快速上行，到了肘部就放散开来，没几分钟，他下齿部位感觉一热，痛感立即减轻。

"理、法、方、穴、术"这五个字是针灸治病的关键。

缘理辨证、据证立法、依法定方、明性配穴、循章施术，而"术"是这五个环节中最难掌握的。想象一下，针灸医生与中医内科医生的不同，我们辨证立法、配穴开方后，还要亲自操作，完成整个治疗过程，所以疗效的好与坏，不仅与前面几个环节相关，更直接与医生操作技巧的高低有关。我们经常形象地说，针灸医生是会开锁的人，知道身体上哪一把穴位钥匙可以打开哪一扇经络健康的大门，但除了选择合适的钥匙和知道钥匙在哪儿之外，还要掌握好用不同钥匙开不同门的操作方法，这就是术。

具体到前面这个牙痛的案例，我针刺合谷时用了一种特殊的针法——程氏针灸之合谷止牙痛法。

程氏针灸之

### 合谷止牙痛法

普通定合谷，是取在第一、二掌骨之间，前面介绍了具体的方法。而用合谷止痛时，不管什么样的疼痛，都要用另外一个方法来取穴：取第二掌骨（就是与食指之下的掌骨）桡侧（即靠近拇指的一侧）中点，然后沿着第二掌骨边缘垂直进针约7分深。

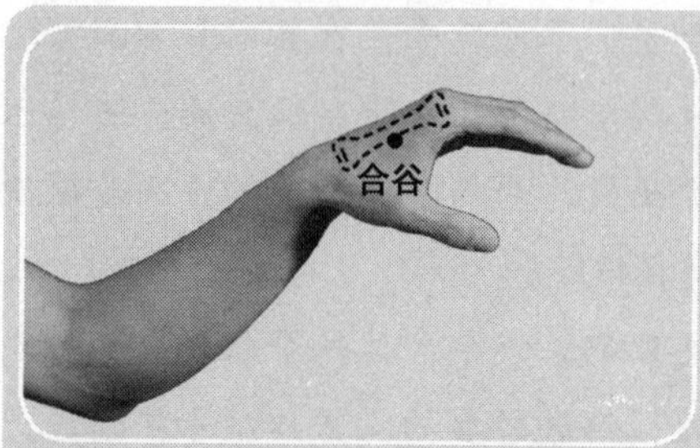


第二掌骨桡侧中点取合谷穴

不会针刺的朋友可以试试找到此处，然后将另外一手拇指指尖立起来，垂直点压，酸胀麻的感觉会瞬间出现，同样有效，不过要点压的时间稍长，3~5 分钟吧，疼痛多可缓解。

大家注意，这里我讲的虽然是止牙痛，但其实合谷穴可以止胃痛、关节疼、痛经等各类疼痛，甚至包括外伤性疼痛，如果你在野外受伤了，又不能及时得到救治，自救的时候，合谷穴也许能帮点忙。2008 年，震惊世界的汶川大地震发生后，祖父、父亲和我在最短的时间编撰了一本用简易中医治疗的方便手册——《自助手册——快速缓解症状穴位疗法》，供救灾前线的指战员们自助减压治疗。该手册后来由中国人口福利基金会出资，在一周内印刷了 10 万册，发往抗震救灾第一线的解放军指战员、武警官兵和公安干警，“合谷止痛法”就是其中的重要内容。

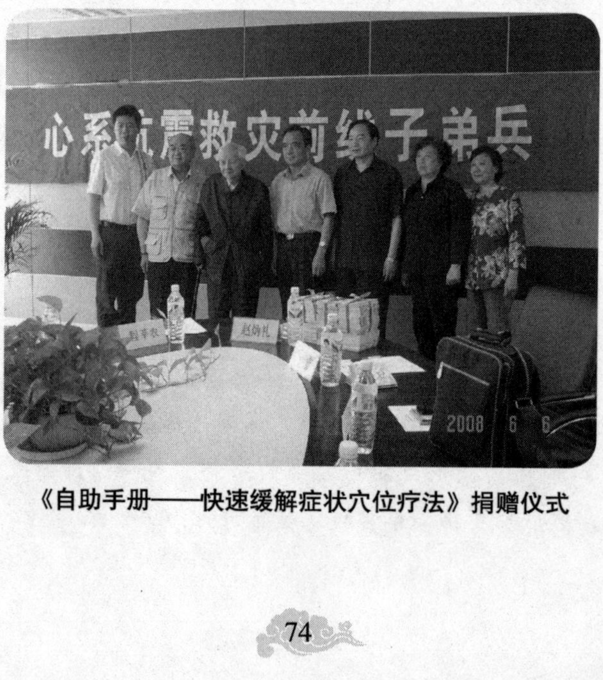


《自助手册——快速缓解症状穴位疗法》捐赠仪式

合谷为什么能止痛呢？研究结果表明，是通过改变痛阈来实现的，也就是降低了人体对疼痛的敏感度。但这不是永久性的降低，只是一时的作用，也就是说，用合谷止痛后还需要积极治疗原发病灶，以解除引起疼痛的根本原因。

那么，合谷止痛，能止多久呢？我再讲一个合谷止痛经的例子吧。

一天，我接诊了一位患有严重痛经的年轻女性，年龄不到30岁，但痛经可有年头了。据她自己说，从初潮开始就疼痛难忍，每到月经来的那几天，必须要请假，什么事情也做不了。只能吃上几片止痛药，然后坐在床上，抱一个热水袋，强忍整整一天。那种痛简直难以形容，长期吃止痛药还导致她记忆力下降、掉头发越来越严重，以致她觉得做女人是件既痛苦又倒霉的事，甚至有了轻生的念头。

来诊的时候刚刚疼起来，结果排队候诊的当口就疼得直不起腰来了，上诊床都费劲。怎么办呢，坐着扎吧。我把她让到里间的沙发上，然后在双侧的合谷上针刺，手法就如同前面描述治牙痛时一样，然后重刺激，使酸胀麻感往指尖放散。她疼得直皱眉头，不过此时也分不出来是肚子疼的皱眉，还是扎针的酸胀劲儿让她受不了了，我想，要经常这样，皮肤再好也没用啊，早就皱出满脸褶子啦。

结果没过多久，令她自己难以置信的一幕发生了，以往疼得吃止痛药都止不住的痛经症状，居然在不到10分钟的时间里，慢慢缓解了。虽然还有些隐隐作痛，但至少可以忍受，腰也直起来了，当然脸上的褶子也平了。

幸福啊！这种幸福感，没得过痛经的女性可无法体会。我当然也很高兴，能亲手解除病人的痛苦，每一个医生都会感到特别欣慰。于是就留针半小时，然后又告诉她一些平时注意的问题，特别提醒她下次月经前10天左右一定来治疗，一般这样连续治疗几个生理周期，多数痛经就可以根本缓解了。

送走了她，继续看诊别的患者，时间在忙碌中飞快度过，转眼就从两点到了五点多，也就快到了下班的时间。正想收拾东西下班，谁知她又风风火火地跑了进来，眉头又皱了起来，进来就让我快给她扎针。一问才知道，下午扎针后她一看疼痛缓解，就直奔单位上班去了，谁知两小时后那种疼痛感觉又突然袭来，一感觉到大事不妙，马上就开着车奔我这儿来了。估计是觉着扎针比吃止痛药好，至少扎针绿色、安全，不会让她记忆力下降，掉头发吧。

可是，您也得让我下班啊！如果不祛除疼痛原因的话，针灸止痛只能缓解几个小时，虽然静卧或入睡可以适当延长这种止痛效果，但想一夜不疼也很难做到。怎么办呢？带针回去吧！

我在她两侧合谷又各扎了一针，行针10分钟，疼痛再次缓解。然后我拔了一根，留下她左手的一根，然后让她打车回家，并嘱咐她晚上带针静卧，入睡后再让家里人帮忙起针。如此，让她平安地度过了一夜。后来，经过3个月经周期的治疗，让她永远告别了痛经。

面口合谷收，除了牙痛以外，合谷还能治疗哪些五官病呢？

## 感冒

用合谷治疗外感热病，很早就有记载。《备急千金要方》“……主热病汗不出”，《时后赋》“当汗不汗合谷泻”，《类经图翼》：“主伤寒大渴，脉浮在表，发热恶寒。”临床上多用合谷治疗感冒发热、流行性感冒、流行性腮腺炎以及阑尾炎、扁桃体炎引起的发热、热泻等症。

这是因为合谷是手阳明经的原穴，其作用能升能降，宣通气血，促使阳气之升发，而奏扶正达邪之效。同时肺与大肠相表里，肺主气属卫，外合皮毛，刺激合谷能开发腠理，宣通毛窍，清泄气分之热，从而加强了解表发汗的清热作用。

程氏针灸之

**按摩合谷防治感冒法**

有外感症状时，两手可以交替按摩，用拇指屈曲垂直按在合谷穴上，做一紧一松的按压，频率为每2秒钟1次，即每分钟30次左右。重要的是按压的力量需要有一定的强度，穴位下面要出现酸、麻、胀的感觉，即有“得气”现象为好，这样才能起到防病治病的作用。每次10分钟，按摩完后再喝一杯热开水，出出汗，感冒就可以缓解。

平时没有感冒症状时也可以经常按摩合谷，但手法要轻柔一些，可以起到预防作用，要知道感冒可是百病之母啊！

## 美容

一提到美容二字，女性朋友们可能来了精神。的确，合谷可称为美容要穴。你们知道为什么到了一定年龄后，在脸上花再多的钱，都恢复不了年轻时的嫩滑红润吗？如果你恰巧此阶段看了中医，往往会听到一个熟悉的词汇——气血亏了，女人以血为本，血是人体发挥各种生理功能的物质基础，血少了，自然脸色越来越差，功能也越来越弱，衰老也就一步步逼近了。

脾胃主管消化，中医称为“气血生化之源”，而合谷是手阳明大肠经的原穴，阳明经脉多气多血，通畅此经可促进气血生化，也就有助补益气血，气血足了，自然脸色看起来就越来越美了。当然，更为重要的是身体的各项机能也就越来越协调了。

程氏针灸之

**按摩合谷美容法**

手法很简单，只需每天坚持轻揉合谷，左右交替，每次3~5分钟，每天揉个10次8次的，只要坚持就可使颜面变得光滑、细嫩，并且有预防面部皱纹的功效。

现代人经常熬夜，很多人会出现黑眼圈，合谷可以帮你去掉黑眼圈：坐在床上、书桌旁、沙发上，按压合谷穴非常顺手，随时可按，治疗黑眼圈神奇而有效。

### 炎症

按摩合谷穴还能治疗鼻炎、牙龈炎、舌炎、腮腺炎、扁桃体炎等。

牙龈炎如果持续时间较长，反复发作，经常按压合谷能起到一定疗效；过敏性鼻炎患者，也可以常常按压合谷，如果有耐心，持之以恒，会有意想不到的效果；此外，大蒜贴敷合谷，可以治疗扁桃体炎。

程氏针灸之

**大蒜贴敷合谷治扁桃体炎法**

将大蒜（紫皮者佳）捣烂如糊状，敷于双虎口（即合谷），持续1~3小时，以局部皮肤发痒为度。

# 第三节 四关调情志

爷爷的针灸处方很是讲究，就像他开药方一样，特别注重穴位配伍组合、君臣搭配，所以我就特别留意他处方中的用穴规律，有这样一组穴位引起了我的关注——合谷、太冲。为什么爷爷在许多处方中都用到了这组穴位呢？

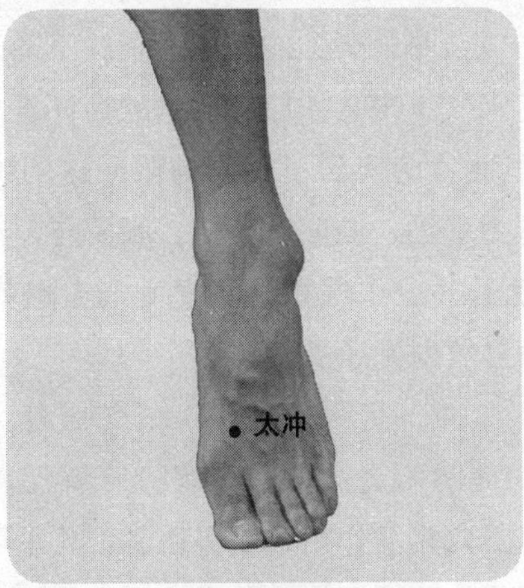


太冲穴

我们已经知道了合谷为手阳明大肠经的原穴，太冲也是原穴，是足厥阴肝经的原穴，位于足大趾与次趾之间，跖趾关节后方凹陷内。这两个穴位都是双穴，左右各一，于是合在一起就有了一个特别的称谓——四关穴。

关，是什么意思呢？是门户，是关卡，是一个通行的地方。什么东西在这个关卡通过呢？我想应该是气吧。也就是说，关首先是气之关，是气之门户。四者，指四穴均位于四肢的末端。

合谷是手阳明大肠经的穴位，大肠经属金，所以合谷穴的特性就是属于阳明燥金，气的运动方向以降为顺。合谷位于上肢的末端，上举及天，居于天位，本穴又处于阳经，其所禀者，天气之降也，从天气而下降于地。

太冲属足厥阴肝经，肝经属木，所以太冲穴的特性就是属于厥阴风木，气的运动方向以上升为顺。太冲位于下肢的末端，足大趾与次趾之间，下踏于地，居于地位，本穴又处于阴经，其所禀者，地气之升也，从地气而上升于天。

上面这两段，听起来有点晕吧。这样讲吧，人身有左右，为阴阳之道路。厥阴居左，禀气之升；阳明居右，禀气之降。四关正好适合了厥阴与阳明的升降属性，主我们机体气的左升右降。我们能成为健康的人，必须把天气与地气协调起来。这个协调的工作，就是要使地气上升，使天气下降，二气交合，才能够使身体健康。就像自然界中，地上的水变为水蒸气要向上升腾，才能形成云彩，天上的云彩，要向下降，才能形成雨水，只有这样，地气上升、天气下降，才能够使水的循环正常。这种气的上升与下降的循环在六经里面就落实到了厥阴与阳明这两位的头上了。肝主疏泄，故厥阴理气，胃主受纳，则阳明生血，厥阴与阳明协调好了，天气自然下降，地气自然上升，上下气机通畅了，气血也就化生有源、调和有度，天地通泰，百病自然也就好了。

所以说：合谷配太冲，是一阴一阳、一气一血、一上一下、一手一足，调一身之气血，理阴阳之失调。具有疏肝解郁，行气活血，和胃降逆，定志安眠之效。二穴相互作用，相得益彰，几乎可以治疗任何气机不畅之病，包括气机不畅、不通而痛的各类痛症；气机郁阻、焦虑抑郁的各类精神疾病。

提到抑郁症，这可是现代的时髦病，可能因为现在大家普遍压力都比较大，情绪波动明显吧。即使没到抑郁的程度，现代人也多有情志不舒的时候，所以很多中医会在中药处方中加味“柴胡”，以疏肝理气，顺应社会环境的特点。甚至有些中医经常以小柴胡汤为底方加减成方，要知道小柴胡汤可是张仲景疏肝理气的经典名方啊。

写到这里，我想你也应该明白了，我爷爷在针灸处方中经常加入四关穴的道理。对了，就是顺应现代人的身体状态特点，疏肝理气，调畅气机，有助经络通畅，解决现代人的疾病。而这种处方思想，也逐渐成为了程氏针灸临床治疗中的一个特色治疗大法——通调四关法，被越来越多需要调畅情志的朋友们所接受。

程氏针灸之

**点按四关调畅情志法**

点按合谷时，将施治手的拇指立起，用拇指尖点在被治手虎口处的合谷上，而施治手的食中指则置到与合谷相对的掌面，起到相对用力的作用，具体方法可以先点后揉，点揉结合，使穴区出现明显酸胀感。

点按太冲时，施术方法同前，所不同的是点合谷时拇指尖一般与虎口呈平行方向操作，而点太冲时，一般拇指尖与足趾平行方向操作，这样做的好处是拇指尖可以深入太冲所在的第一、二跖趾关节后方的骨缝内，点揉效果最佳。

每次每穴点揉 2~3 分钟即可，左右交替，上下结合，坚持一周左右，即可感到心情舒畅。

当然，还有一个时间问题，建议白天点揉合谷，晚上点揉太冲，倒不是因为有什么特别的门道或学问，主要是太冲在足上，白天不大方便啊。

合谷与太冲相配，可不仅仅是调畅情志这么简单，有些作用你想都想不到呢！

## 解酒

还记得为《百年程氏养生经》作序的纪连海老师吧，他可是一个好酒之人，记得一次我们两个一起做客北京卫视的《天下天天谈》节目，刚好主题是聊酒，这下可聊到他的兴头儿上，不过我们俩在这个问题上很对立，他好酒，我却滴酒不沾。

节目中提到了解酒，纪老师问我如果喝高了有没有什么穴位可以解酒。这个问题有点像大家现在对健康的态度，总是希望在得了病之后有种神奇的方法一药而愈，却很少考虑在健康之时未病先防。解酒也是这个理儿，喝多了按哪里都不管用了，重要的是想办法别喝多。如果你是本着这个初衷，那么合谷与太冲还能帮点忙。

程氏针灸之

**四关解酒法**

饮酒稍微有些过量，有一些头晕，但神志清醒时，或干脆在还没有喝酒时，就用摩擦合谷、太冲的方法来解酒或防止酒醉。方法是：双手互按合谷，3~5 分钟，然后脱掉鞋袜，赤脚站立，用一只脚踏在另一只脚背中间，反复摩擦，两只脚左右交替，3~5 分钟。总共不超过 10 分钟，醉意就可消除，头脑也能变得清醒起来。

再推荐给你一个解酒汤吧：用绿豆、红小豆、黑豆各 50 克，加甘草 15 克，煮烂，豆、汤一起服下，能提神解酒，缓解酒精中毒症状。

### 呃逆

人体上止呃逆的穴位可不少，像眉毛内侧端的攒竹、前臂内侧中央腕横纹上两指处的内关、与膈肌相对应在背部第七胸椎棘突下旁开 2~3 指宽的膈俞等，都可以治疗呃逆。但这里讲的是治疗呃逆的对穴，也就是合谷与太冲。

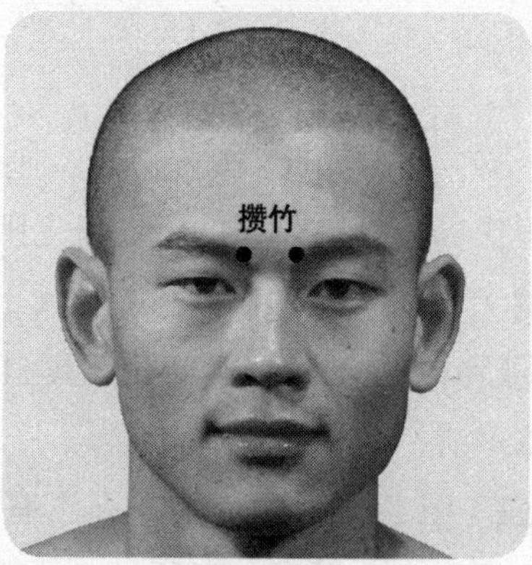


攒竹穴

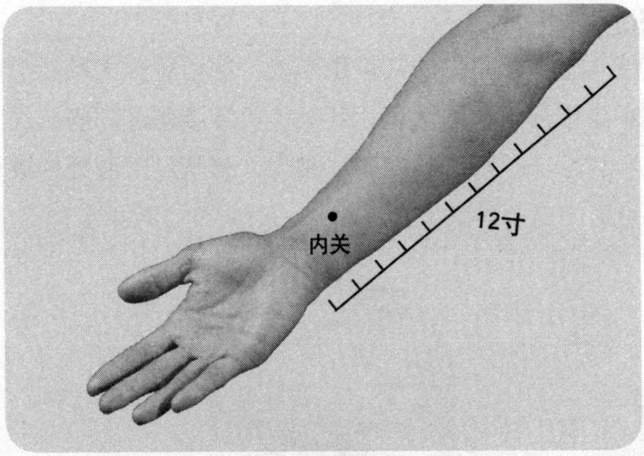


内关穴

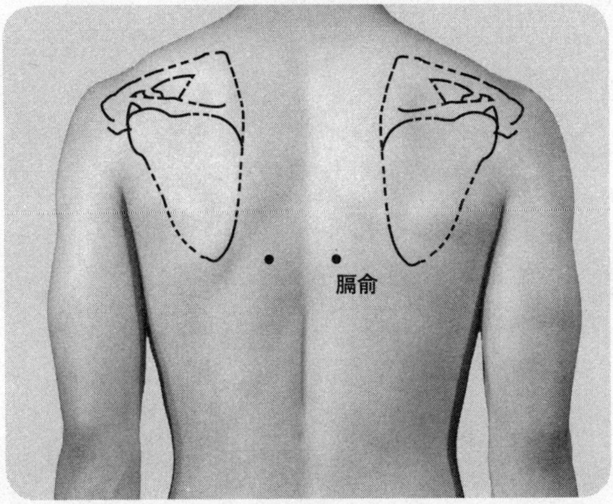


膈俞穴

程氏针灸之

**点四关治呃逆法**

治疗呃逆不止，以两拇指指端分别点压在两侧太冲穴上，强刺激揉动，以让病人能够忍受为度。然后再将两拇指指端分别点压在两侧合谷穴上，强刺激揉动，多数患者迅速缓解症状。

### 扭腰

人体上治疗急性腰扭伤的穴位也不少，像前臂部大肠经的手三里、手掌小指一侧小指根部附近的后溪，甚至连贯穿腰骶部的膀胱经上就有好几个，如膀胱经起始部位附近的睛明、攒竹，膀胱经下肢处的委中穴等，效果都是立竿见影，而合谷配太冲，则是一对穴位，效果更佳，值得推荐。

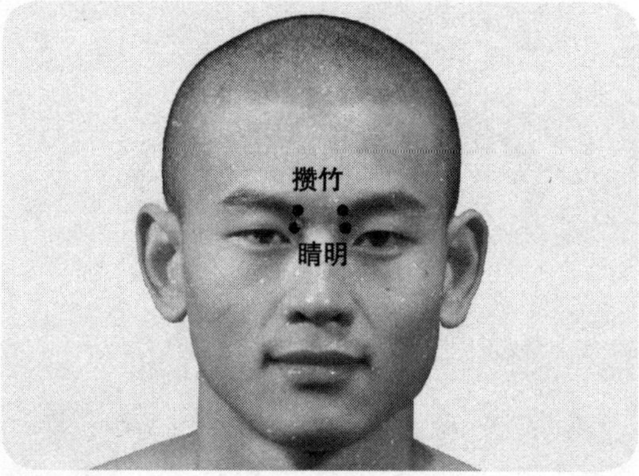


睛明、攒竹穴

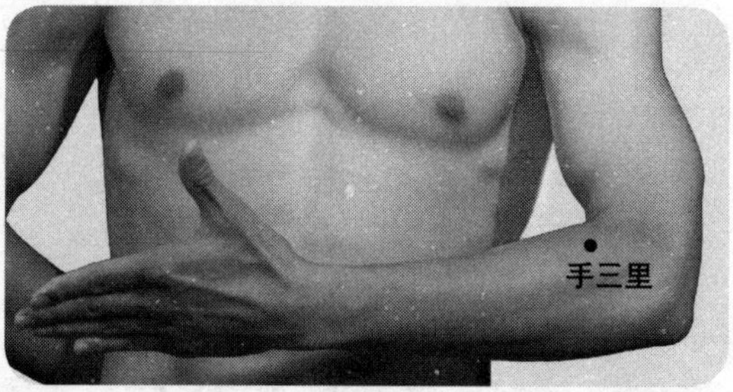


手三里穴

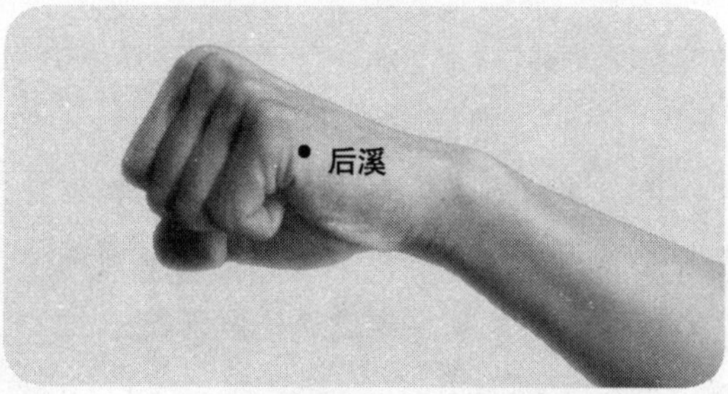


后溪穴

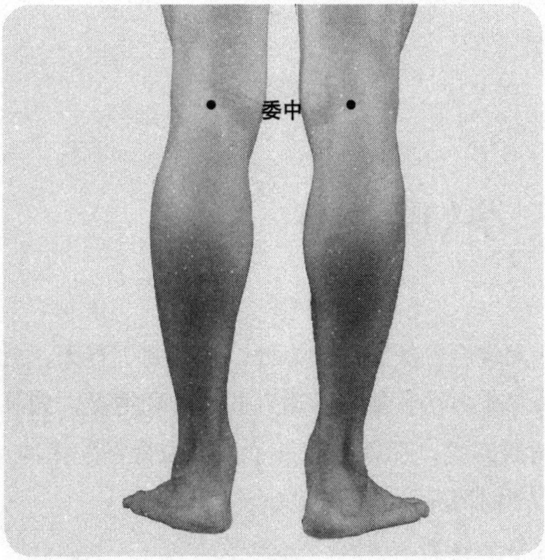


委中穴

程氏针灸之

## 四关治腰扭伤法

用大拇指指尖用力点按一侧太冲穴，3~5 分钟，再点按另一侧，点按的同时，嘱咐患者自我前后左右转动腰部，直至疼痛减轻或不痛为止，一般点按 1 次即可见效，个别病例需点按 2~3 次。如果自己不能活动，就在别人的搀扶下活动。

## 第四节　孕妇要小心

前面讲了一大堆合谷配太冲的好处，尤其到了春天，更要搭配这四关了。但任何一种养生方法，都有不适宜的人群和情况，如果你一定坚持问哪类人不适合刺激四关，那就是孕妇了。因为合谷配太冲，动气又动血，容易引起滑胎小产的情况，所以要特别注意。

下面给你讲一个故事。

根据《南史·列传》记载，有一次，当时的名医徐文伯随南朝宋废帝刘昱出去游玩，走着走着，遇到一个怀孕妇女，肚子已经显怀，看来是快生了。这个刘昱虽然是个过气的皇帝，却也略通医术。为了显示自己的诊脉技术，他让徐文伯和自己一起给这个孕妇诊脉，刘昱诊后说："这个女子怀的是女孩。"接着他让徐文伯诊，徐文伯诊脉后说："她的腹中是两个胎儿，一男一女，男的在左边，女的在右边，男孩又青又黑，比女孩还小。"刘昱不相信，这个残忍的帝王为了证实谁对谁错，竟然命令侍卫剖开孕妇的肚子来看个究竟。徐文伯赶紧拦住，对刘昱说："我可以用针灸就让她很快生下孩子。"于是徐文伯在孕妇的足太阴经交会的三阴交和手阳明经合谷两处施针，胎儿真的很快就生出来了，而且正如徐文伯的判断，是一男一女两个孩子。

从这个故事我们不难发现，合谷具有催产下胎的作用，所以孕妇尽量不要去刺激它为好，太冲由于也有相近的作用，所以也不要刺激它，更何况是两穴共用了。

# 对穴
## ——内外关、阴阳陵、俞募穴、双劳宫

### 第一节　内关止嗝又止呕　外关行气来帮忙

在日常生活中打个嗝本无可厚非，但是在重要场合打嗝则难免有失礼仪。

有人说，打嗝的时候可以大口喝水；有人说，在背后突然大喝一声，吓他一跳；还有人说，大口大口做深呼吸。有没有效，大家试试便知道了。

有几位主持人朋友曾经问过我这个问题：中医有没有迅速缓解打嗝症状的方法，从而避免这种尴尬的发生呢?

回答当然是肯定的，而且穴位还不止一个呢!

#### 掐攒竹

攒竹，足太阳膀胱经穴，在眉毛的内侧端点。还记得我在《百年程氏养生经》第一部中介绍印堂穴时，提及的东汉末年张仲景通过两眉之间颜色变化判断才子王粲肾阳不足、二十年后将眉毛脱落而亡的故事吧。眉毛稀少、攒竹穴间见苍白之色，提示着足太阳膀胱经脉气血不足，肾阳虚衰，寿不久矣。

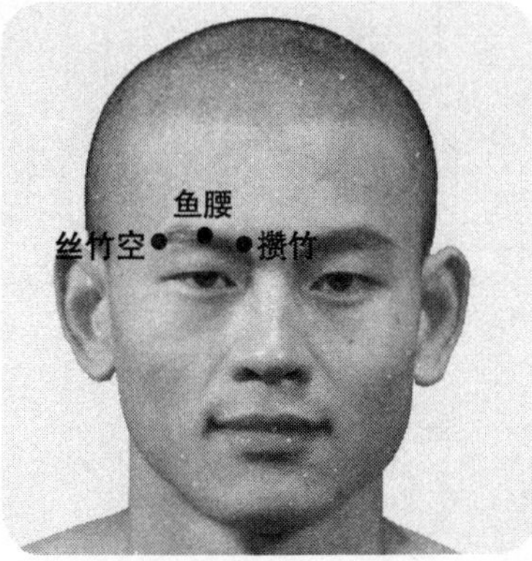


攒竹、鱼腰、丝竹空穴

现代针灸临床中，攒竹多用于治疗眶上神经痛，这种病古代中医形象地称为“眉棱骨痛”。怎么治疗呢？针刺时从眉头攒竹平行于眉毛刺入，针尖透至鱼腰，并使针感放射至眉毛外缘的丝竹空，然后快速捻针，往往即可止痛。

对于不会针灸的人来说，掐攒竹同样也可以起作用，而且不仅能止痛，还可以止嗝。

程氏针灸之

**掐攒竹止痛止嗝法**

取坐位，双肘放于桌上，双手拇指指尖立起，闭目低头，用力点压攒竹，由于指尖受力面很窄，所以局部很容易就会有明显的酸胀感，类似“掐”的效果，坚持10秒，可轻轻放松一下，反复掐按至少5次。

## 点膈俞

掐攒竹治打嗝的道理是因为攒竹穴是足太阳膀胱经的穴位，膀胱经自内眼角内上方的睛明穴起始，经过头顶，走到人体背部脊柱两侧，贯穿整个背脊，与人体脏腑一一对应。作为膀胱经起始部的穴位，攒竹可以通畅膀胱经气，从而协调脏腑间的功能，使上中焦气机通畅，也就止住了膈肌痉挛引起的打嗝现象。

熟悉经脉和穴位的朋友，也许会问这样的问题：攒竹是膀胱经的第二个穴位，第一个穴位睛明也有这样的作用吗？膀胱经上的其他穴位都有这样的作用吗？

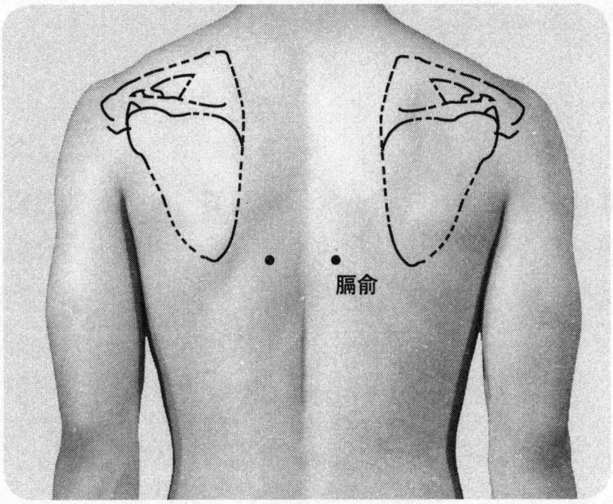


**膈俞穴**

其实，睛明真的有这样的作用，甚至你可能都不知道，睛明还可以用于治疗急性的腰扭伤，就是因为膀胱经要入于腰两旁的肌肉，这就是“经脉所过、主治所及”的道理了。而膀胱经上的其他穴位因各有其主要的治疗作用，因而止嗝的作用被弱化或模糊了，除了一个叫做“膈俞”的穴位。

膈俞，听名字就与横膈有关。的确，这个穴位位于第七胸椎的棘突下旁边约两指宽处，非常靠近引起打嗝现象的横膈，当然也就是治疗膈肌痉挛的要穴了。

第七胸椎的棘突怎么找呢？听起来是个挺学术的问题。别急，找膈俞有简单的方法：人处于直立位或俯卧位，双臂自然下垂，两侧肩胛骨下角（就是肩胛骨最靠下的地方）与第七胸椎的棘突下相平，也就与膈俞穴相平了。

程氏针灸之

**点膈俞止嗝法**

直立位，上臂自然下垂，与两侧肩胛骨下角相平，旁开脊正中线约两指宽处找到膈俞，双手拇指用力点按，或先点后揉，至少 3~5 分钟，使局部出现明显的酸胀感，同时配合做深呼吸。

## 压内关

内关，属手厥阴心包经。位于前臂正中，腕横纹上 2 寸，在桡侧屈腕肌腱与掌长肌腱之间取穴。这两条肌腱的名称你可能觉得陌生，位置也不知道在哪里，没关系，做屈腕动作时，手腕内侧正中会很明显地出现两条隆起的肌腱，就是这两条肌腱了，内关就位于这两条隆起肌腱之间。

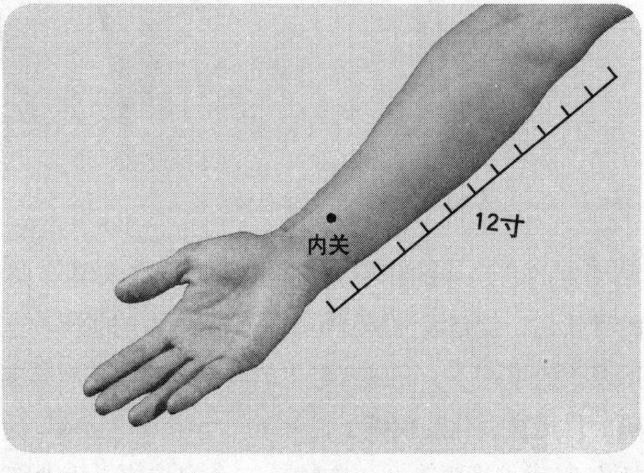


内关穴

关，关口也，此穴是人体内外沟通的关键所在。六腑附属于五脏，肝、心、脾、肺、肾五脏之中，心为“君主之官，神明出焉”，有着最为重要的核心地位，而心包为“心之外卫，代心受邪，替心行令”，就如同皇帝的贴身侍卫和传令官一样，与心有着相同的重要作用。内关为心包经穴位，而且是神明出入的关键要道，其重要性不言而喻。

此外，内关还是心包经的络穴。络，即联系之义。沟通表里经脉的络脉，就是从络穴分出的，并且以此络穴命名。如心包经的络脉，就称为

“内关”，其作用也就是沟通了手厥阴心包经与手少阳三焦经这两条互为表里的经脉。

心包经起于胸中，出属心包（即心脏外面的这层包络），而历络上、中、下三焦（循行依次经过上焦、中焦、下焦）。胸中为宗气所聚（宗即总也，宗气指呼吸之气与脾胃之气汇聚形成的气），心肺所居，故内关具有行气活血、宣肺理气、宁心安神、宽胸利肺的功能，为治疗心、胸、肺、胃等疾患的主穴。

说了这么多，举几个应用方法吧！

程氏针灸之

**内关用法**

定喘：内关有降低气道阻力，增加通气量的作用，其原理是调整了迷走神经和交感神经。即迷走神经紧张性降低，交感神经兴奋性增高，从而使支气管痉挛解除，黏膜血管收缩，渗出减少，进而起到定喘作用。

急性胃痛：男性取左侧内关，女性取右侧内关。发作时刺激内关可以止痛，平时适度刺激内关则可以预防胃痛，适合于经常胃痛者。

神经性呕吐：患者多饭后即吐，治疗时需要抓住饭后未吐的短暂时机，同时重刺激双侧内关，并配合深吸气和深呼气，以开胸舒膈、和胃降逆。深呼吸的作用除了可以分散患者的注意力外，更能调节植物神经所支配的胃肠平滑肌的蠕动。

降压：应该说内关的作用不仅在降压，血压高时可降，血压低时可升，血压平稳则无明显作用，这被称为穴位的“双向良性调节作用”。这大概与此穴的解剖结构有关，内关位于尺桡骨中间，深部有前臂正中动、静脉和前臂掌侧骨间动、静脉。

心绞痛：除了缓解冠心病心肌缺血导致的心前区不适、心绞痛外，如同其对血压的双向良性调节作用一样，其对心率亦有双向良性调节作用，适用于窦性心动过速及心动过缓者。

妊娠呕吐：多数妇女在怀孕早期都有恶心呕吐的妊娠反应，一般能够忍受或自行缓解。但少数人却症状严重，食入即吐，难以进食，以至于不得不到医院住院治疗，一方面止呕吐，一方面输液补充营养。其实，可以在内关做轻刺激，止呕作用明显。例如切一鲜姜片，大小、厚度如五分硬币，贴于内关上，一天1~2次即会有效。当然对晕车晕船也有效哟。

内关还用于治疗失眠、眩晕、偏头痛、痛经、胸部扭挫伤疼痛等病症，效果也不错，我就不一一列举了。不过需要特别提醒大家的是，以上所讲的内关用法，不管是强刺激，还是轻刺激，持续时间一定要长，一般要半小时以上。就拿神经性呕吐举例吧，如果持续时间过短，往往病情多反复，而且反复后再控制起来，时间就会更长了。

### 加外关

可能你注意到了，前面我讲解的内关使用方法中，只强调了刺激的轻重和刺激的时间，并没有提及刺激方法。我是针灸医生，当然用针喽。大家可能不会针刺，那么就用手指点压吧，不过即使是简单的点压法也有门道呢！

程氏针灸之

#### 点内关小窍门

将拇指指尖立起，放在腕后两寸两筋之间的内关上，并使拇指与前臂平行，然后点下，此时拇指指尖很轻松地放到了腕后的两筋（桡侧腕屈肌腱与掌长肌腱）之间，一种特有的酸胀感也随之袭来，如果有肺、心、胸的症状，多会感觉到胸中有发热的感觉。

然而，这小窍门只是操作的一部分步骤，关键之处不在内关的点压法，而在手臂背侧与内关相对应的地方，这叫“背后有乾坤”！

转过手腕，你可以看到，点压内关的那只手的食中指并拢在一起，置于前臂背侧，与内关相对应的位置上。

对了，这里是手少阳三焦经的外关。内外相应，这是点压内关的关键所在。

外关，在手背腕横纹上 2 寸，尺桡骨之间，取此穴位时应让患者采用正坐或仰卧，俯掌的姿势，外关穴位于前臂背侧，手腕横皱纹向上约三指宽处，与正面内关相对。

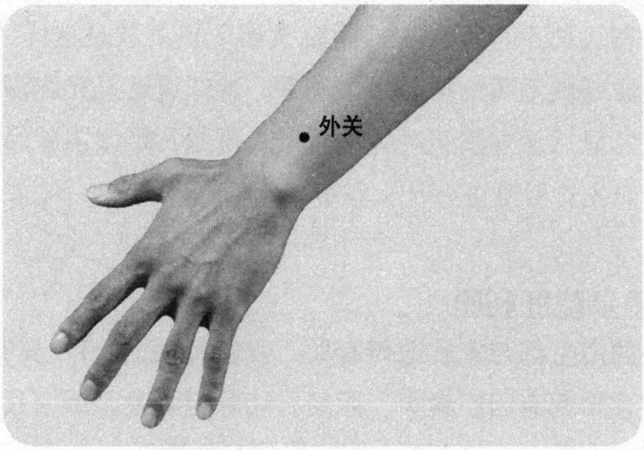


外关穴

这也是一个络穴，是三焦经的络穴，沟通的也是三焦经与心包经，换句话说，内关与外关两穴，在穴位的深部联络在一起，如果点压时同时刺激两个穴位，则可以起到双重的沟通效果，治疗作用自然也就加倍了。

况且，三焦为气道、为水道，是人体内气机通畅和水液散布的通道，外关正是这两大系统的关键控制点，所以加点外关，即可以通气，又可以行水。内关、外关是一对经典的组合穴位，临床中称为“对儿穴”。

# 第二节　阴陵泉利水消肿　阳陵泉理筋利胆

对儿穴，在人体中可有不少，阴陵泉和阳陵泉就是这样的一组穴位。与内关、外关像哥俩不同，从名字上一看，就知道这是兄妹俩了，谁是哥哥谁是妹妹呢？显然足少阳胆经的阳陵泉是哥哥，足太阴脾经的阴陵泉是妹妹喽！让我们先看看哥哥有什么本事吧。

## 阳陵泉疏肝利胆

很多疾病的产生都与家族遗传有关。我就特别担心自己的胆囊，因为父母各自的族系中都有因胆囊炎、胆结石切除胆囊者，至今我还清楚地记得上大学时有一次母亲的胆囊炎在深夜发作时的情形。

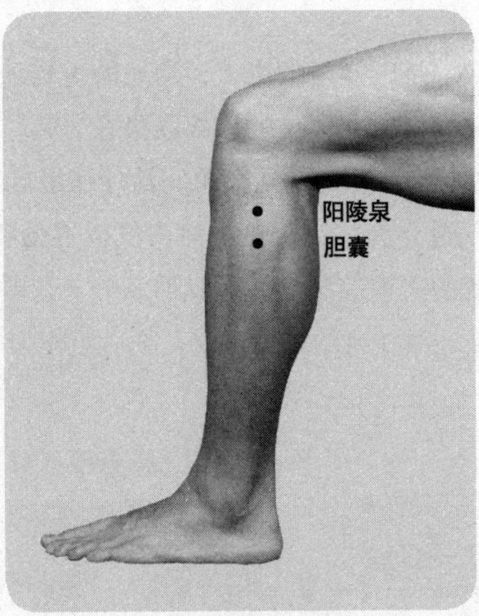


阳陵泉、胆囊穴

那是一个周末，母亲看到我回来，急忙做了几个好菜，所谓的好菜，其实就是鸡鸭鱼肉之类多油之物，大概因为我们在学校里缺少“油水”吧。不过说真的，现在想想，那时大学食堂里的饭菜还真是挺符合现在“清淡饮食”的健康原则的。

天下的母亲为了孩子都会不顾一切。我母亲平时吃饭多以清淡为主，因为那时她的胆囊炎已经发作了几次，医生告诫她少食油腻，可这次为了给我补补，一切都抛在了脑后。不成想，吃完晚饭，她就开始恶心起来，胃里胀满不适，胁肋处也隐隐作痛。吃了药，不但没有缓解，疼痛还越来越厉害了，好在住在中医研究院的院内，一墙之隔就是东直门医院，看急诊吧!

化验结果是胆囊炎急性发作，于是又打针、又输液，又是消炎又是解痉止痛、缓解平滑肌痉挛，一个小时过去了，母亲还是疼得直不起腰来，黄豆大的汗珠滴滴答答直往下流，怎么办呢?

点穴止痛吧!

阳陵泉，是足少阳胆经的合穴。还记得前面章节中介绍过的五输穴里的合穴吧，“合治内府”，也就是说合穴擅长治疗六腑病症。阳陵泉作为胆经的合穴，可疏肝利胆，擅长治疗急慢性胆囊炎、胆绞痛、胆石症、胆道蛔虫症以及口苦、易怒等胆火上扰的病症。

于是我用拇指用力点按母亲小腿外侧的阳陵泉。找阳陵泉时，在小腿外侧面中间、膝关节略下方，先找到一个明显的圆形骨性突起，这个圆圆的小骨头叫做腓骨小头，于腓骨小头前下方、腓骨与胫骨之间形成的夹缝凹陷中找阳陵泉。

然而，点按了半天，母亲依然很疼。这时，讲课刚刚回来的父亲赶了过来，见我正在点按阳陵泉，拍了拍我，讲解起来：“阳陵泉是胆经的合穴，有疏肝利胆作用，当遇到胆囊炎急性发作，疼痛剧烈时，一定要用力点按，否则很难快速起效，你看你只用一只手的拇指，这刺激的力量不够，应该双手拇指一并用力，并且至少坚持 10 秒后再松开，左右交替，反复点穴，直至疼痛缓解。”

“如果想加强效果，可以在阳陵泉直下 2~3 指处，找找痛点，用上面的方法用力点按，这个痛点就是经外奇穴胆囊了，往往有迅速止痛的奇效。”

说着，父亲指点我找到了阳陵泉下不远处的胆囊穴，刚点下去，母亲就疼得叫出声来，原来这里如此的敏感，看来我按对了。果不其然，没多久，在阳陵泉和胆囊穴的双重作用下，母亲的剧烈疼痛得到了缓解。

程氏针灸之

**快速止胆腑疼痛法**

于小腿外侧中间、膝关节稍下方找到腓骨小头，于腓骨小头前下方取阳陵泉，再于阳陵泉直下2~3指处找敏感点取胆囊穴，重刺激阳陵泉和胆囊两穴，在胀的基础上出现麻的感觉为佳，持续刺激至少10秒，反复刺激、左右交替、两穴交替，直至疼痛缓解为止。

## 阳陵泉理筋活络

穴位中有一类穴位非常特殊，叫做八会穴，即脏、腑、气、血、筋、脉、骨、髓八者精气会聚之所，共八个穴位，主治相应的病证。如在《百年程氏养生经》第一部中讲到的膻中，即为气会，主治一切与气相关的病证。而手太阴肺经的太渊为脉会，其穴位于寸口动脉搏动处，脉动最为旺盛，而肺朝百脉，所以不仅该穴主治一切与脉相关的病证，更能反映五脏功能的盛衰，而成为脉诊的主要部位。

阳陵泉乃筋会，当然就主治人体的一切筋病。

何谓筋病？经络中的筋大约与现代解剖概念中的肌肉、肌腱以及关节软骨相近，于是肩肘、腰腿的疼痛、弛缓或拘挛，就成为阳陵泉的主要治疗范围。

**八会穴表**

| 脏会 | 腑会 | 气会 | 血会 | 筋会 | 脉会 | 骨会 | 髓会 |
|---|---|---|---|---|---|---|---|
| 章门 | 中脘 | 膻中 | 膈俞 | 阳陵泉 | 太渊 | 大杼 | 绝骨 |

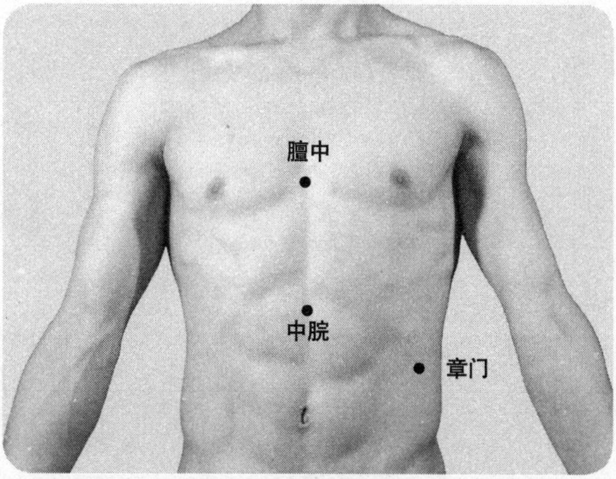


膻中、中脘、章门穴

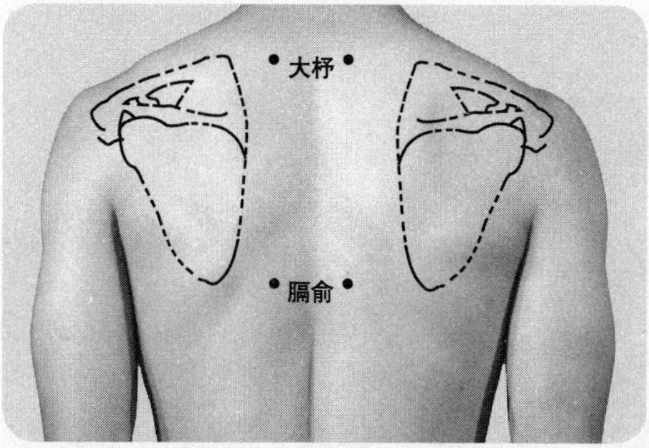


大杼、膈俞穴

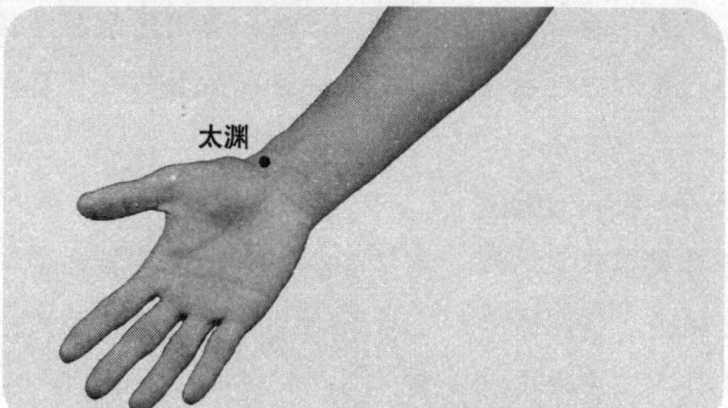


太渊穴

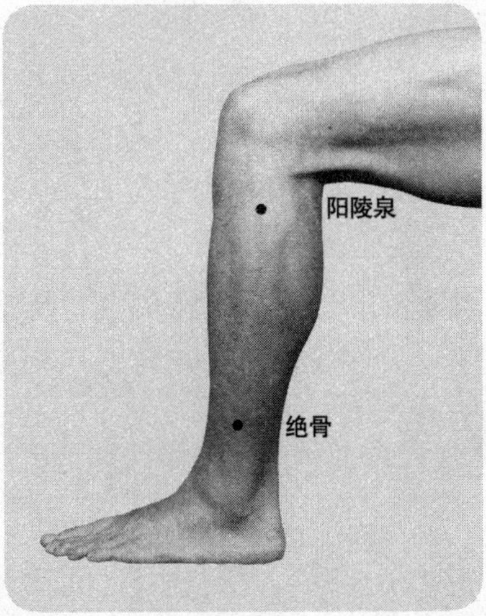


阳陵泉、绝骨穴

程氏针灸之

### 阳陵泉治筋病三妙招

**第一招——浅刺抽搐法**

肩肘部的活动不利与疼痛，选对侧阳陵泉；腰腿部的活动不利与疼痛，选同侧阳陵泉。用 1.5 寸针，直刺约 1 寸深，做轻柔的提插手法，使针侧小腿出现麻电感，放射至足外侧，引发小腿抽搐。

如果是中风后遗症，要求小腿抽搐至少三次；如果是肩周炎，要求出现麻电感后，活动患侧肩关节。当然，我治疗颈肩疼痛，还有更快更有效的穴位和方法，大家耐心往后看，后面的章节里我会特别推荐的。

**第二招——深刺电针法**

用 3 寸针直刺约 2 寸深，使患者小腿深部出现胀麻感。并加刺小腿下部、外踝尖上约四指（3 寸）、腓骨前缘的绝骨，两穴分别接电脉冲仪的正负极，以获得持续效果。

绝骨，又名悬钟，也是胆经的穴位，更是八会穴之一，称为髓会。病重或久治不愈者，病已不在肌肉间，多已累及骨髓，所以需要深刺，并加以电脉冲以加大刺激、增强效果。这种方法主要针对于久病肌肉已有萎缩者。

我曾经治疗过一例不明原因单侧小腿肌肉萎缩者，患者已经多方治疗无效，针灸也已尝试过多次，几乎丧失信心，准备不再求医。不想用此法治疗10次，就感觉到小腿有力，足趾可以做屈伸活动，小腿膝关节下沿胫骨结节下缘处的围度增加了1厘米。

**第三招——火针点刺法**

深寒久痹，宜用火攻。

一次，一个患有严重膝关节炎的老人找我治疗，进来时一瘸一拐，原来右侧膝关节严重变形，使小腿处于强迫体位，与大腿形成约150度的角度，不能伸直，右腿竟然比左腿短了2厘米！关节怕冷明显、疼痛剧烈，典型的痹证啊。

有人会问：关节都变形了，你能给扎回来啊？

针灸可以活血化淤，通畅经脉，虽然关节变形不能恢复，但拘急痉挛的筋脉却可以舒展，局部组织的微循环可以改善，从而提升功能，这就是针灸治疗此类病证的原理，而效果也是令人称奇。短短6次治疗，他的腿就不怎么疼了，膝关节明显伸直了许多，但局部怕冷的症状却没多大改善。

于是，我想到了火针。

火针应用可很早了，相传扁鹊治“横邪癫狂”之十三鬼穴，都用火针针法，说火有驱鬼邪之功。听起来有点悬，也有点可怕，把针在火上烧红了后针刺，那不会烫伤吗？大家大可放心，火针操作时虽然先在火之外焰把针尖部烧红直白，但操作的关键在于迅速翻手腕，快速点刺入穴位，疼痛感很轻，与平常针刺相近，但对深寒久痹的效果却好很多。

我正是在这个老人的膝关节下阳陵泉上施以火针，每次点过后，只留下一个小白点，三五天一次，等治到11次时，老人的腿疾完全治愈了，怕冷和疼痛完全消失，两腿长度一样，走起路来已经健步如飞了。

当然，对大家来说，普通针刺已经难以掌握，何况火针了，拿在手里手都会抖吧。不过没关系，大家可以用点揉的方法，只不过刺激量与针刺相比，要差很多了，所以要坚持治疗的时间长些，而火针也可以用灸法来代替。

另外，还要告诉大家一点，就是筋病时往往阳陵泉处可摸到皮下肌肉有硬结，如果发现这样的硬结，不管目前有没有颈肩腰腿的不适感觉，一定要揉开哟!

## 阴陵泉利水消肿

我的一个朋友是做美食节目的主持人，本来体型就胖，又逢年过四十，加之长年工作劳累，饮食失节，结果弄了一身问题，血脂也高，血糖也不稳定，我劝了他几次，用针灸调理一段时间，都被他以“怕疼”为理由拒绝了。

记得那是九月初的一天，我上他主持的一档电视节目，我特意早到几分钟，准备和他核对内容，不想在化妆间里看到了这样的一幅情景：他半依半靠着沙发，右腿平放在茶几上，裤腿卷起过膝，小腿下三分之一至足肿得像胡萝卜一样，比左腿粗大了近一倍。仔细一看，皮肤都快透明了。一问才知道，是前几天没忌口，去了趟天津塘沽，吃了顿海鲜，结果痛风犯了。

在人体内有一种叫嘌呤的物质，当它的代谢发生紊乱后就会引起痛风。嘌呤经过一系列代谢变化，最终形成的产物叫尿酸。尿酸在人体里没有什么生理功能，在正常情况下，体内产生的尿酸，2/3 由肾脏排出，余下的 1/3 从大肠排出。体内尿酸是在不断地生成和排泄的，因此它在血液中维持一定的浓度。正常人每 100 毫升血液中所含的尿酸，男性为 6 毫克以下，女性则不超过5毫克。在嘌呤的合成与分解过程中，有多种酶的参与，由于酶的先天性异常或某些尚未明确的因素，代谢发生紊乱，使尿酸的合成增加或排出减少，结果均可引起高尿酸血症。当血尿酸浓度过高时，尿酸即以钠盐的形式沉积在关节、软组织、软骨和肾脏中，引起组织的异物炎症反应，成了引起痛风的祸根。

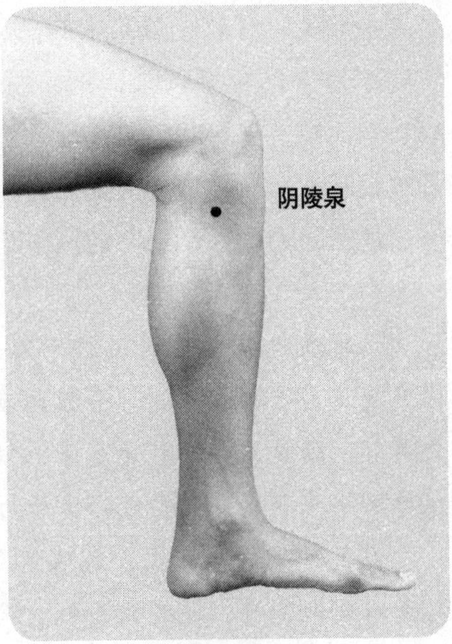

阴陵泉穴

虽然引起痛风的明确原因不详，但至少我们已经知道与下面几类问题有相关性：

（1）肥胖：痛风患者的平均体重超过标准体重17.8%，并且人体的表面积越大，血清尿酸水平就越高；

（2）高脂血症：75%～84%的痛风患者有高甘油三酯血症，个别有高胆固醇血症。

（3）糖尿病：糖尿病患者中有0.1%～0.9%伴有痛风，伴高尿酸血症者却占2%～50%，有人认为肥胖、糖尿病、痛风是现代社会的三联“杀手”。

（4）高血压：痛风在高血压患者中的发病率为12%～20%，25%～50%的痛风患者伴有高血压。未经治疗的高血压患者中，血尿酸增高者约占58%。

（5）动脉硬化：肥胖、高脂血症、高血压和糖尿病本身就与动脉硬化的发生有密切关系。

（6）饮酒：长期大量饮酒可导致痛风患者血尿酸增高和血乳酸增高，从而可诱发痛风性关节炎急性发作；还可刺激嘌呤增加。

（7）进食较多高蛋白、高脂肪、高嘌呤食物：每100克食物嘌呤含量在50毫克以下，这就是嘌呤含量低的食物，例如粮食中的大米、小米、小麦、荞麦、红薯；蔬菜中的白菜、芹菜、韭菜、黄瓜、苦瓜、青椒、萝卜；水果中的苹果、梨、桃、西瓜；牛奶和蛋类等。而猪、牛、羊肉和鸡、鸭、鹅；多种鱼、虾、蟹；猪肝、牛肝和牛肾、牡蛎等，嘌呤的含量都比较高，有痛风史的人要控制。

还是回到我那个朋友的例子吧。

当时我就劝他扎针消肿，他一脸难色，犹豫不决。我发现了一个规律，就是男女相较而言，女性朋友们多不拒针，特别一提到针灸减肥、针灸美容，眼睛里就能放出光了，根本不在乎疼还是不疼，而男性朋友们往往要思想斗争一番，尝试后体验到效果，才慢慢适应。

为了打消他的顾虑，我从随身携带的针包中拿出一根一寸长的毫针。之所以叫做毫针，就是因为针身很细，像毫毛一样，刺入人体时只有轻微的刺痛感，而且我拿出的是较短的一寸针，一般这样长的针多用于在手足等肌肉并不丰厚的地方针刺。

他看到这样一根针，表情明显踏实了许多，继而好奇起来："程老弟，你这一针扎下去，会不会使我腿上的针眼儿像喷泉一样冒出水来？"

"哈哈，你太有想象力啦！绝对不会的，因为我不扎你肿得快透明的部位，而是在你小腿膝关节下方不肿的地方针刺。"我一边安慰他，一边指点着要针刺的部位，也就是这里我们讲的利水穴位——阴陵泉。

他又犹豫了一下，然后闭上眼睛，转过头去，咬着牙说"扎吧"。其实，针刺的感觉中疼痛感是很轻的，而对有丰富经验、手法高明的医生来讲，进针会很快，根本不会疼，相反，刺入穴位后引发的酸、胀、麻等感觉却更强烈些。

我趁他转过头的工夫，把那根一寸的针放了回去，一转手拿出了一根三寸长的针，大约相当于我们整个手掌的纵向长度，然后用程氏三才针法迅速刺入，针达穴位，酸胀感也立刻袭来，他禁不住叫了一声，转头一看，针已经刺入，只在皮肤外面留了很短的针体。他不禁疑惑地叹了一句："这么短的针，就有这么强的感觉啊！"

转眼，10分钟过去了，你猜怎么样？他那红肿的小腿一点变化都没有！

这一点也不奇怪，针灸的疗效虽然神奇，但消肿需要一个时间过程。我告诉他不要着急，此时编导叫我们开始录制节目，于是我在他的注视下拔针。随着针体一寸寸地露出来，我注意到他的眼睛越瞪越大："哇，居然扎了这么长的一根针！"

他在众人搀扶下走进录制现场，两期节目下来，不到一小时的时间，神奇的事情发生了，他居然可以自己走下来。回到化妆间，卷起右侧裤腿，此时已消肿了一半。在别人都惊叹针灸之神效时，他却问了一个略带滑稽却引人思考的问题："第一我腿上的针眼没有像喷泉一样冒出水来(亏他还记得这回事)，第二我没有去卫生间，第三我也没有出汗，请问程博士，我红肿小腿里的水哪儿去了？"

回答这个问题对我来说并不难，但难在用最通俗的语言而不是晦涩的专业术语。我考虑了几秒钟，这样解释道："气血在人体的经脉中流淌，血是营养物质，气是信息能量，血靠气来推动，气靠血来化生，两者密不可分。而气血在经脉中流行是有方向的。足三阳经从头走足，足三阴经从足走腹，足三阳经与足三阴经的气血在足末端相互交接。这里红肿，经脉就淤滞不通，不通而痛，而且阳经的气血还不断向下走，增加足末端的压力，这里就越来越不通，越来越肿痛了。而我无法让你的水消于无形，只是做了一件再简单不过的事情，就是在膝关节内侧偏下的阴经穴位阴陵泉深深刺入，使针感放射至外侧相应位置的阳经穴位阳陵泉，使阴阳经脉在膝关节深部气血交接，于是当气血流至阳经阳陵泉时，就改道而行，转而通过阴陵泉流回阴经当中，于是足末端的气血交接量减少，微循环改善，组织间液自我吸收，慢慢也就消肿止痛了。"

这就是阴陵泉，脾经的合水穴，是脾经脉气所注之处，具有健脾化湿，通利三焦，清热利尿的作用，是人体上非常重要的健脾祛湿利水要穴，主治水肿，暴泄，黄疸，小便不利，失禁，阴茎痛，妇人阴痛，遗精等。现代研究表明，针刺阴陵泉有调节膀胱张力的作用，松弛者使张力增加，扩张者可使之紧张。针刺阴陵泉还可使不蠕动或蠕动很弱的降结肠及直肠的蠕动增强。

不过，你一定会说“阴陵泉透阳陵泉的方法好是好，但不会针的人还是操作不了啊！”别担心，有不用针的方法。

程氏针灸之

**灸阴陵泉利水法**

自内踝尖沿胫骨内侧缘向上循按，临近膝关节处，在膝关节内下方，胫骨内侧缘出现一个明显的弯曲，就在弯曲最大处取阴陵泉。水肿、小便不通时，可连续用 2~3 根艾条艾灸此穴，注意不要烫伤皮肤，小便量会逐渐增多。持久点揉此穴，亦会有效。

其实，阴陵泉、阳陵泉两穴合用，还经常用于治疗下肢痿痹，这个怎么做呢？不用针，也不用灸，拔罐就行啦。

程氏针灸之

**对罐治下肢痿痹法**

对罐，就是在阴陵泉拔个罐，然后在对面阳陵泉上也拔个罐，相对作用，协同起效。如果下肢冷痛严重，可以配合在穴位上刺血后再行拔罐，效果会更好。

## 第三节 胸募背俞调脏腑 内外劳宫抑心情

腿的内侧、外侧可以对应治疗，那么人体的正面与背面呢？有没有相对应的穴位？手的内外呢？别着急，我再介绍两组常用的对儿穴吧。

### 背俞治脏募治腑

足太阳膀胱经循行在人体的背部，其中行于肩胛内侧、临近脊柱的一条循行线上，自上而下排列着一组非常著名的穴位——背俞穴。说背俞穴，也许你并不知道，但说到肺俞、心俞、肝俞、脾俞、肾俞等穴位名称，你一定听说过。

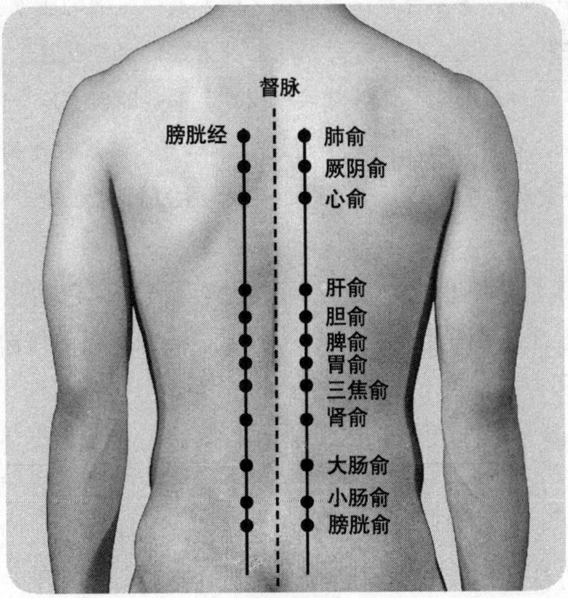


背俞穴

就拿肺俞举例吧，每年三伏天时，中医院的外面就会排起长队，做什么呢？只为赶在三伏时节在背俞穴上贴上药贴，这就是时下流行的冬病夏治，而队伍里最多的是患有过敏性皮肤病或呼吸系统疾病的患者，贴的部位则多在肺俞上。

再说说心俞吧。前几天治疗一个患者，也是一位领导，患有高血压，吃药控制得不错，谁知近期换了几种药，使血压偏低，很是难受。我见到他时，他公司里的保健医生正在给他量血压，低压75毫米汞柱。怎么治疗呢？灸心俞吧。我让他趴在床上，在背部垫了一层毛巾，然后在心俞上连灸三壮（壮是一个量词，古代是将艾绒搓成窝头大小的艾炷，为一壮，而我用的是五孔温灸器，上面插的艾炷是经过碳化处理的微烟细艾炷，五根相当于古代的一壮刺激量吧），每壮约5分钟，灸完立刻复测血压，已经提升到85毫米汞柱，感觉自然舒服了很多。15分钟的时间，什么药也没吃，血压自然升高了10毫米汞柱，他觉得难以相信，我说您不相信的事还多着呢。您信不信下次血压再高时，我也灸心俞15分钟，您的血压还能降下10毫米汞柱呢！他说我再问你个问题：如果连续灸半小时，会不会血压反而高了啊？我佩服他的想象力，病成这样了还刨根问底呢！要知道穴位治疗对药物治疗最大的优势就在于穴位的作用是双向而良性的，就血压而言，低的时候可以升，高的时候可以降，但都在自己的基线值为标准，不会升得过高或降得过低，而当人体比较平衡、没有症状时，穴位治疗则不会起到明显的影响作用，所以您大可放心地用吧！

防病于未然，不仅仅包括健康时防病保健，也包括患病后防重防复发。如果已经患有损伤五脏的疾病，就要在症状轻微的缓解期时对脏腑功能进行调节和补益，灸五脏的背俞穴不失为一个明智的选择。可以按以下的对应关系进行灸疗，但要注意灸疗虽然安全，也要根据体质选择，过于体虚之人、肿瘤患者、手术创口未愈者、发热有炎症者，都不适合用灸。此外，夏天炎热季节里，阳气过于旺盛，用灸易生内热，故少用，可以用穴位贴敷的方法替代。

程氏针灸之

**灸五脏背俞穴益五脏养生法**

肺俞——呼吸系统疾病、过敏性疾病

心俞、厥阴俞——心脑血管疾病

脾俞——消化系统疾病

肝俞——肝胆系统疾病

肾俞——生殖、泌尿系统疾病

你可能挺奇怪，这背俞穴不是在背部自上而下、对应着每个脏腑一个穴位，一共 12 个穴位吗，怎么我只讲五脏的背俞穴呢？

一点也不奇怪，因为背俞穴擅长治疗的就是五脏病症，而六腑病症则归于与背俞穴相对应的、位于胸腹部的另外一类特殊的穴位——募穴。

募穴与背俞穴一样，都是相应的脏腑之气输注的特殊穴位，而且也是自上而下，与相应脏腑的位置一一对应，但与背俞穴不同的是，这十二个募穴不在一条直线上，而是散乱分布于胸腹部各经，而且擅长治疗腑病。也就是说，治五脏病症时，以背俞穴为主，募穴配合，而治疗六腑病症时，以募穴为主，背俞穴配合。

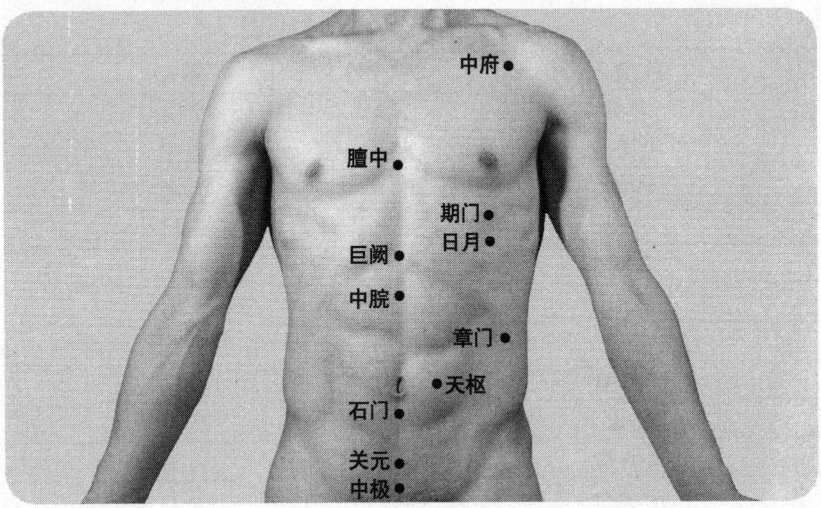


募穴

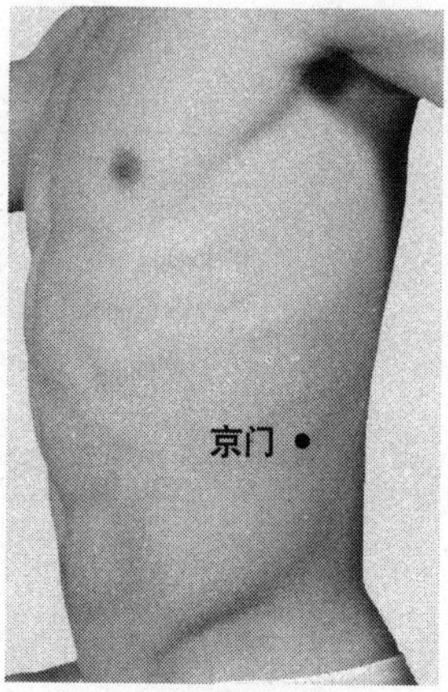


肾之募穴

何为腑病？胃、大肠、小肠、胆、膀胱、三焦，这六腑功能出现了问题，就要找募穴了。还记得我在《百年程氏养生经》第一部中讲到的用中脘治疗胃病的例子吧，以及“神阙——活过九十九的三部摩腹法”一节中晃腹刺激大肠募穴天枢、促进肠蠕动、改善消化功能的例子。这里就不多举了，不过哪个穴位对应哪个问题，十二个募穴与十二个背俞穴又如何配合，还是列个表注解一下吧。

## 募穴、背俞穴对应表

| 背俞穴 | 募穴 |
|---|---|
| 肺俞 | 中府 |
| 厥阴俞 | 膻中 |
| 心俞 | 巨阙 |
| 肝俞 | 期门 |
| 胆俞 | 日月 |
| 脾俞 | 章门 |
| 胃俞 | 中脘 |
| 三焦俞 | 石门 |
| 肾俞 | 京门 |
| 大肠俞 | 天枢 |
| 小肠俞 | 关元 |
| 膀胱俞 | 中极 |

在上面这个表中，左侧为背俞穴，右侧为募穴，临床治疗时，五脏病症以背俞穴为主穴，配以相应募穴，如肺的疾病用肺俞配中府，肝的疾病用肝俞配期门；六腑病症以募穴为主穴，配以相应背俞穴，如胃病用中脘配胃俞，大肠病用天枢配大肠俞，等等。

这种配穴治疗的方法，又称为前后取穴法。你可以一前一后，对应拔罐，或是对应刮痧，都比单用一个穴位要作用明显。

### 劳宫静心外加强

现代人工作、生活双重压力，处于焦虑状态的人不在少数。前几天在北京电视台科教频道《养生堂》节目周末版上遇到了来自协和医院检验科的何健博士，他从美国归来，管理着一家超五星的检测实验室，当提及焦虑这个问题时，不想他也很关注，还特别开发了一个痰检测法，检测唾液皮质醇的含量，最新的西方研究表明这个唾液皮质醇与人体的焦虑状态成正相关的关系。

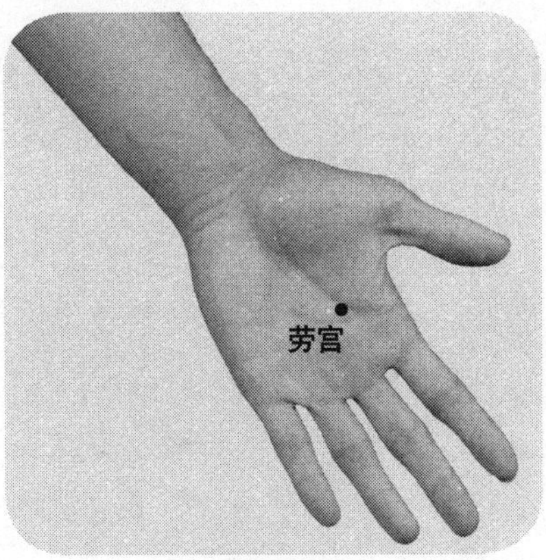


劳宫穴

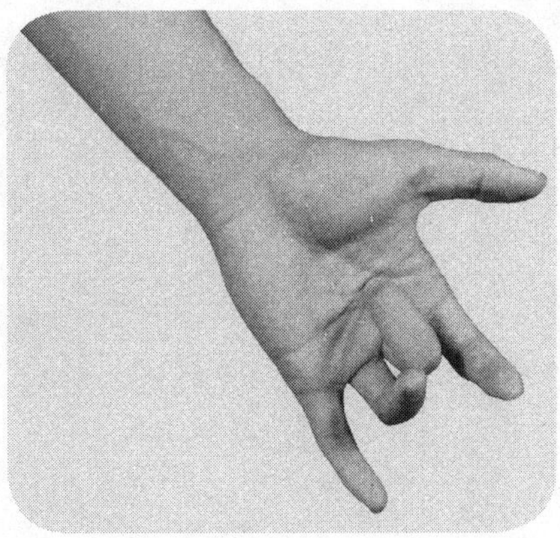

劳宫穴取穴方法

测是可以测得出来了，但怎么干预治疗呢？当我告诉何博士可以通过刺激掌心劳宫穴缓解焦虑时，他着实兴奋了一下，立刻要求学习这个方法。

方法很简单，就是点按，方法也很不简单，因为点按也有技巧。

程氏针灸之

## 点劳宫止焦虑法

中指自然弯曲，点在手掌心上，这个位置就是劳宫穴，它心包经的穴位，正好位于第二、三掌骨之间，靠近第三掌骨的边缘。

点按时，将拇指立起，与掌骨呈平行方向，即指尖放入第二、三掌骨间。与此同时，食、中二指置于手背与劳宫相对应的位置，也在第二、三掌骨之间，这里是外劳宫。内外相对用力，酸胀感会迅速出现，并放射至食中指尖，出现这样的感觉，再点揉1~2分钟，伴均匀呼吸，心情一般可被控制，烦躁感消失而安静下来。

# 华佗夹脊穴
## ——华佗名、葛洪藏、脏腑疾、全身调

### 第一节　夹脊穴名源华佗　实为东晋葛洪藏

在上一章中，我们说到了背俞穴。这是人体脏腑之气输注于背腰部的一组特殊穴位，十二脏腑各有一穴，自上而下，与脏腑位置相应，排列于膀胱经第一侧线上。

针灸临床中，背俞穴非常常用，但在背部上 1/3 节段的背俞穴却不能直刺或针刺过深，因为这些穴位的深部体腔里面，是心肺内脏，特别是肺脏，刺到的话容易引发气胸。于是，许多人就喜欢用另外一组穴位来替换背俞穴，而又能起到相同的作用，这就是华佗夹脊穴了。

华佗夹脊穴，位于第一胸椎至第五腰椎，每个脊椎的棘突下旁开 0.5 寸（约小指的宽度）的位置，一侧 17 个穴，左右共 34 穴。如果将脊柱两旁各 17 个穴位连成线的话，就形成了两条夹持脊柱的线，所以称之为“夹脊穴”。

既然以华佗命名，就先来了解一下这位神奇的古代名医吧。

华佗（约 145—208），东汉末医学家，字元化，沛国谯（今安徽亳州市谯城区）人。据人考证，他约生于汉永嘉元年（145），卒于建安十三年(208)。这考证很可疑。因为《后汉书·华佗传》有华佗“年且百岁，而犹

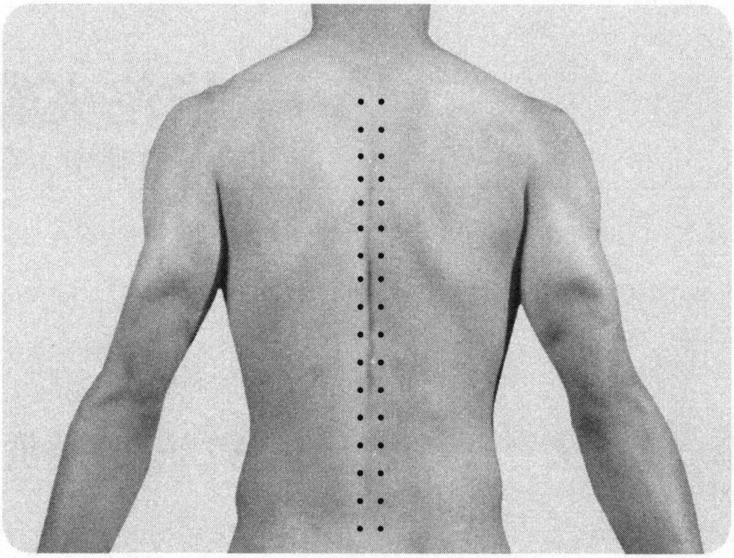

华佗夹脊穴

有壮容，时人以为仙”的记载，也有说他寿至一百五六十岁仍保持着六十多岁的容貌，而且是鹤发童颜的记载。据此，华佗可能不止活了六十四岁。

华佗医术十分精湛，他首创用全身麻醉法施行外科手术，被后世尊之为“外科鼻祖”。他不但精通方药，而且在针术和灸法上的造诣也十分令人钦佩。他每次在使用灸法的时候，不过取一两个穴位，灸上七八壮，病就好了。用针刺治疗时，也只针一两个穴位，告诉病人针感会达到什么地方，然后针感到了他说过的地方后，病人就说“已到”，他就拔出针来，病也就立即好了。

在华佗多年的医疗实践中，他非常善于区分不同病情和脏腑病位，对症施治。一日，有军吏二人，俱身热头痛，症状相同，但华佗的处方，却大不一样，一用发汗药，一用泻下药，二人颇感奇怪，但服药后均告痊愈。原来华伦诊视后，已知一为表证，用发汗法可解；一为里热证，非泻下难于为治。又有督邮顿某，就医后自觉病已痊愈，但华佗经切脉却告诫说：“君疾虽愈，但元气未复，当静养以待完全康复，切忌房事，不然，将有性命之虑。”其时，顿妻闻知夫病已经痊愈，便从百里外赶来看望。当夜，顿某未能慎戒房事，三日后果病发身亡。

不过华佗夹脊穴，并不是华佗首先发现和应用的。最早在《素问·刺疟》中，就提到了夹脊穴的概念：“十二疟者，其发各不同时，……又刺项已下挟脊者必已。”那为什么要叫华佗夹脊穴呢？这是因为东晋·葛洪编撰的《肘后备急方》中记载了华佗应用夹脊穴治疗霍乱的方法，其中提到了夹脊穴的具体位置，于是就将夹脊穴称为“华佗夹脊穴”了。

葛洪是谁？《肘后备急方》又是什么书？顺便给大家介绍一下这位名医吧。

葛洪（284~364）东晋著名道士、著名炼丹家、医药学家，字稚川，自号抱朴子，晋丹阳郡句容（今江苏句容县）人。三国方士葛玄之侄孙，世称小仙翁。

葛洪自幼熟读儒家经典，特别喜欢“神仙导养之法”。他继承并改造了早期道教的神仙理论，在其著作《抱朴子内篇》中，他不仅全面总结了晋以前的神仙理论，并系统地总结了晋以前的神仙方术，包括守一、行气、导引和房中术等，同时又将神仙方术与儒家的纲常名教相结合，强调“欲求仙者，要当以忠孝和顺仁信为本。若德行不修，而但务方术，皆不得长生也”。并把这种纲常名教与道教的戒律融为一体，要求信徒严格遵守。主张神仙修炼，养生为内，儒术应世为外。

葛洪精晓医学和药物学，主张道士兼修医术。“古之初为道者，莫不兼修医术，以救近祸焉”，认为修道者如不兼习医术，一旦“病痛及己”，便“无以攻疗”，不仅不能长生成仙，甚至连自己的性命也难保住。

《肘后备急方》是他编撰的一本医学专著，书名的意思是可以常常备在肘后（带在身边）的应急书，是应当随身常备的实用书籍，类似现在书店比较流行的《×× 应急宝典或大全》。现在看来，写这种书很容易，但在信息不发达的东晋时期，可是件非常难的事情。这本书中收集了大量救急用的方子，这都是葛洪在行医、游历的过程中收集和筛选出来的。他特地挑选了一些比较容易弄到的药物，即使必须花钱买也很便宜，改变了以前的救急药方不易懂、药物难找、价钱昂贵的弊病。他尤其强调灸法的使用，用浅显易懂的语言，清晰明确的注明了各种灸的使用方法，只要弄清灸的分寸，不懂得针灸的人也能使用。

葛洪很注意研究急病。他所指的急病，大部分是我们现在所说的急性传染病。在世界医学历史上，葛洪还第一次记载了两种传染病，一种是天花，一种叫恙虫病。葛洪在《肘后备急方》里写道：有一年发生了一种奇怪的流行病，病人浑身起一个个的疱疮，起初是些小红点，不久就变成白色的脓疱，很容易碰破。如果不好好治疗，疱疮一边长一边溃烂，人还要发高烧，十个有九个治不好，就算侥幸治好了，皮肤上也会留下一个个的小瘢。小瘢初起发黑，一年以后才变得和皮肤一样颜色。葛洪描写的这种奇怪的流行病，正是后来所说的天花。西方的医学家认为最早记载天花的是阿拉伯的医生雷撒斯，其实葛洪生活的时代，比雷撒斯要早500多年。

葛洪把恙虫病叫做“沙虱毒”。现在已经弄清楚，沙虱毒的病原体是一种比细菌还小的微生物，叫“立克次氏体”。有一种小虫叫沙虱，螫人吸血的时候就把这种病原体注入人的身体内，使人得病发热。沙虱生长在南方，据调查，我国只有广东、福建一带有恙虫病流行，其他地方极为罕见。葛洪是通过艰苦的实践，才得到关于这种病的知识的。原来他酷爱炼丹，在广东的罗浮山里住了很久。这一带的深山草地里就有沙虱。沙虱比小米粒还小，不仔细观察根本发现不了。葛洪不但发现了沙虱，还知道它是传染疾病的媒介。他的记载比美国医生帕姆在1878年的记载，要早1500多年。

写到这里，我不禁由衷地佩服祖先的伟大，在漫长的人类健康史中，中医起到了如此巨大的作用，许多伟大的先哲的许多伟大的发现，虽然无法像现代的语言这样描述得十分清晰，却给我们指引着若隐若现的健康之路，蒙在鼓里的我们却对这些“路标”视而不见，更不知道珍惜和继承。

葛洪记载的华佗夹脊穴，就是这样一个具有“路标”作用的发现，如同他首次记录那些急性传染病一样，对人类健康有着深远的影响，也与现代医学的认识不谋而合。

## 第二节　内属于脏腑　外络于肢节

在许多人眼中，针灸是神奇的东方古老医术，胃疼刺激小腿部的足三里，心悸刺激上臂内侧的心经穴位，头痛又可以通过针刺涌泉得到缓解……

这一切都源自“经络”。《黄帝内经》中有“夫十二经脉者，内属于脏腑，外络于肢节”，虽然至今尚未在形态学上找到古典中医文献描述的经络实体结构，但现代解剖和胚胎学研究已经证明了体表与内脏之间的神经联系在胚胎发育早期就已形成。受精卵在第三周就出现了体节，胚胎每个体节由神经节段向躯体部和内脏部分发出躯体神经和内脏神经，并且到了成人阶段，体表与内脏之间仍保持着胚胎时期形成的神经联系方式，使体表与内脏之间建立起固定的联系。

当内脏器官出现了较大的生理改变或病理变化时，这种改变与变化刺激了与该内脏器官在发生学上有关的体节的神经节段，使这个节段的神经发生兴奋性改变，使皮肤出现感觉的异常及电位变化的异常，甚至穴位附近的组织出现条索状或硬块。这就可以从穴位的变化来推知有关内脏器官疾病的存在，因而具有诊断的意义。夹脊穴从分布形式上看与神经节段关系极为密切，其特殊的位置和解剖结构，使它具备了诊断内脏疾病的重要功能。

程氏针灸之

## 夹脊穴诊断法

在脊柱两侧的夹脊穴行点压手法，寻找敏感点，或者是疼痛敏感点，也可能是指下有明显的条索或结节，然后根据夹脊穴的节段位置判断有可能是哪些问题，参考下表吧。

| 位置节段 | 可能的病症 |
|---|---|
| 胸1~胸7两侧的夹脊穴 | 心肺部及上肢病症（心血管系统、呼吸系统疾病） |
| 胸8~胸12两侧的夹脊穴 | 胃肠肝胆部病症（消化系统疾病） |
| 腰1~腰5两侧的夹脊穴 | 腰、腹及下肢病症（泌尿系统、生殖系统疾病） |

举个例子吧，是我老师黄建军教授的一个病例。

一次，黄教授的一个患者介绍一位朋友来诊，这是一个四十出头的中年男性，他一年前突然患了一种奇怪的病症：两胁肋处像火烧一样灼痛不舒。一年来，四处求医，在北京几家知名综合医院做了各项检查，都找不出病名，无从诊断，更别提治疗缓解痛苦了。找到黄教授也只是想西医不灵，试试中医吧。很多患者都把中医当做最后一根救命稻草，不知是中医之福，还是中医之悲。

经验丰富的黄教授最擅长治疗这样的疑难杂症了，她在患者身上诸多穴位上进行点按检查，结果发现背部第九、第十胸椎棘突下缘两侧的肝俞和夹脊穴有明显的压痛，点按此两穴时患者会疼得叫起来。再通过问诊了解到患者平素脾气急躁，易生气发怒，故诊断为肝气不舒、郁阻肝胆经脉所致，古语说“不通则痛”，脾气不好，怒而伤肝，使肝火旺盛，肝经不畅，而胁肋为少阳经脉所过之处，故出现灼热痛感。

辨证明确，治疗就简单了，黄教授在患者肝俞、夹脊穴施针，行泻法，仅仅15分钟，困扰患者一年多的不明灼痛竟然神奇地消失了！患者坐起来，马上竖起大拇指，送了一个绰号给黄教授：“黄一针”。

这个病例充分说明了背俞穴和夹脊穴在诊断脏腑病症中的重要作用，

同时也说明了通过诊断也反馈性地找到了正确的穴位来进行治疗，也就是说夹脊穴既是脏腑病症的反应点，也是调节脏腑功能的治疗点。研究证实，针刺夹脊穴不但可影响脊神经后支，还可涉及其前支，前支与交感神经干相联系，能影响交感神经，从而与内脏活动相关。而内脏功能的调节主要和植物神经有关，夹脊穴的深层分布有脊柱两侧的交感神经节，可以治疗与植物神经功能紊乱有关的疾病，而尤以治疗各个脏器的疾病为主。

## 夹脊穴与经络

华佗夹脊穴所在的位置在第一胸椎至第五腰椎每个脊椎棘突下旁开0.5 寸的位置，而人体经脉中，督脉为纵贯脊柱而行，足太阳膀胱经在背部的循行线为旁开脊柱 1.5 寸和 3 寸。夹脊穴位于督脉与足太阳膀胱经之间，与此二经最为相关，而督脉和足太阳膀胱经，统属“背为阳”之列。

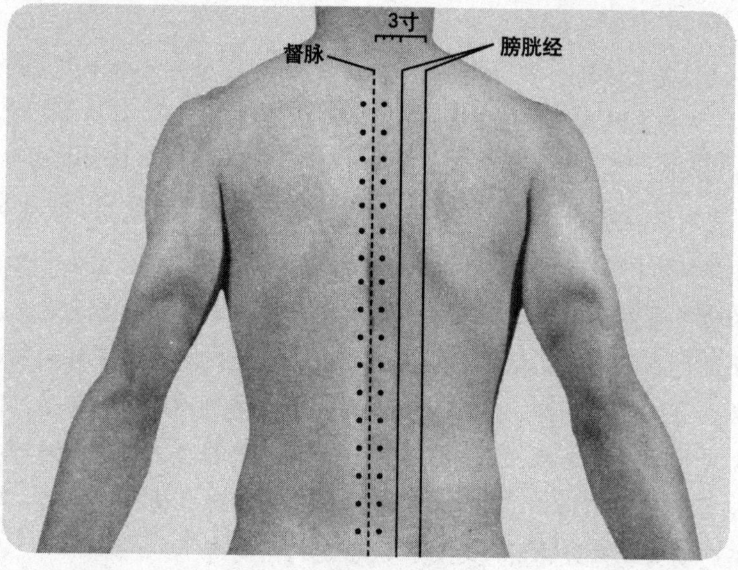


华佗夹脊穴

从督脉的循行来看，督脉起于胞中（内生殖器），下出会阴，后行于腰背正中，循脊柱上行，经项部至风府穴，进入脑内，再回出上至头项，沿头部正中线，经头顶、额部、鼻部、上唇，到唇系带处。其络脉深入在脊柱的两旁，与足太阳膀胱经的循行相互贯通。

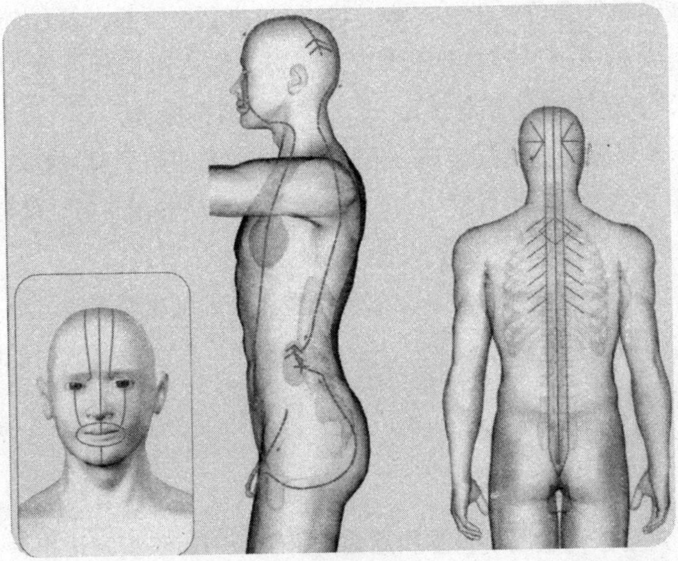

督脉循行

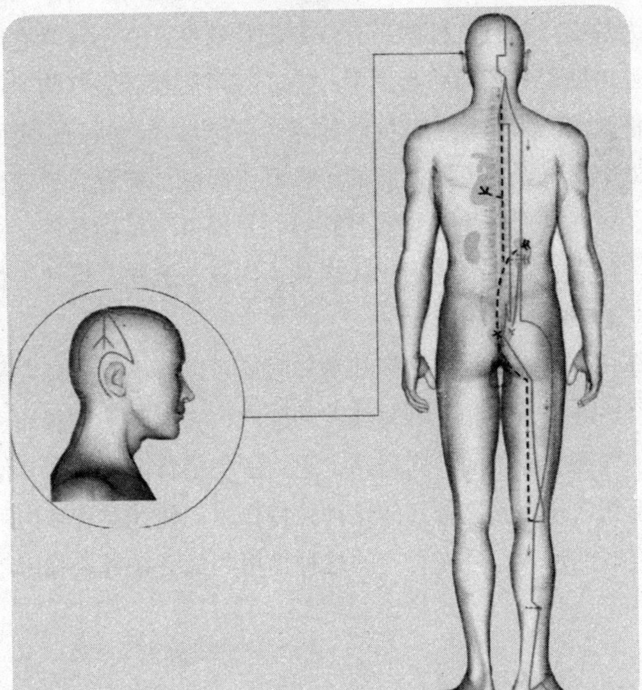

膀胱经循行

膀胱经循行部位起于目内眦（睛明穴），上达额部，左右交会于头顶部（百会穴）……下行交会于大椎穴，再分左右沿肩胛内侧，脊柱两旁(1.5 分)，到达腰部（肾俞穴），进入脊柱两旁的肌肉，深入体腔，络肾，属膀胱。本经脉一分支从腰部分出，沿脊柱两旁下行，穿过臀部，从大腿后侧外缘下行至腘窝中（委中穴）。另一分支从项分出下行，经肩胛内侧，从附分穴挟脊（3 寸）下行至髀枢……交于足少阳肾经。

夹脊穴所在恰是督脉与足太阳膀胱经经气外延重叠覆盖之处，夹脊穴于此联络沟通二脉，具有调控二脉的枢纽作用，针灸夹脊穴时能起到调节两经的整合作用。

## 夹脊穴与脏腑

夹脊穴可以说隶属于督脉和足太阳膀胱经，与脏腑密切相关，是体内脏腑与背部体表相联通的点。其联系途径，也是主要以督脉和足太阳膀胱经的联系为基础，并且这种联系有一定的特殊性，它不仅具有经络的循环往复，而且借助于气街径路与上下、左右、前后经脉之气沟通，从而使夹脊穴成为督脉和足太阳经脉气的转输点。督脉与肾、脑、心及胞中有密切联系。足太阳膀胱经是五脏六腑的统领联络经脉。夹脊穴旁通督脉，与足太阳膀胱经经气交通，为夹脊穴与脏腑联系提供了基础条件。夹脊穴和背俞穴一样，作为脏腑之气输通出入之处，内应于脏腑，反注于背部，反映脏腑状态，治疗脏腑疾病。

从夹脊穴与经络、脏腑之间的特异联系可以看出，夹脊穴是人体除背俞穴外和经络脏腑直接相互转输流注的腧穴，它依附于督脉和足太阳膀胱经，借助于气街之经气的共同通路，起到了包括背俞穴在内其他腧穴不能及的调节枢纽穴作用。夹脊穴的这种独特作用，使其对许多内脏病及疑难病症具有良好的疗效，且夹脊穴的这种作用和优势在针灸临床越来越受到重视。

## 第三节　捏脊推拿刮痧法　整体调节梅花针

讲了诊断方法，就得讲讲治疗方法了，而且这个治疗方法简直就是个智能的、甚至无所不能的方法。

为什么这么说呢？这还要曝点针灸医生的小秘密了。

针灸医生是个挺难从事的工作，不仅因为辛苦，更主要的是人们对针灸治病的看法。不少人心存针灸是否能治病的疑虑，即使相信也总是认为针灸只能治疗偏瘫、面瘫、疼痛这“老三样”疾病，以至于出现了这样一种现象：人们得病后首选西医治疗，针也打了，液也输了，甚至连激素都用了，就差手术了，当然有一些是手术也解决不了问题，或是手术后又出现了新问题的，反正是西医解决不了时找中医就对了。找中医时，人们却首选吃中药，可能是因为方便、不疼吧，于是又有一部分人是吃了半年中药不见好的，这时才想起针灸来。我们经常这样自嘲式地形容：针灸是最后的一根救命稻草。

但问题是，人们想起针灸，找到针灸医生时，往往早已分不清起病的原因，好像哪个脏腑都有问题，遇到这种情况，辨证不清，或多脏腑同病，或患者多方求治，经脉气血杂乱时，有经验的针灸医生都会先针刺夹脊穴，根据病症的不同，选择不同节段或多个节段的夹脊穴，用1寸长的针依次针刺5分深左右，扎上后患者后背像顶着较规则的两排刺，看效果怎么样？

我把这种方法称作“智能修复法”，要知道脏腑之间有着生与克的相互关系，当一个脏腑生理功能出现问题时，会波及其他相关脏腑，而相反，当某个脏腑功能恢复时，也会带动相关脏腑功能恢复。夹脊穴位于脊柱两旁的特殊位置，如上一节描述的那样，夹脊穴沟通了督脉和膀胱经气血，与脏腑密切相关，因此自上而下给夹脊穴连续刺激，可以各个脏腑一个均匀的良性刺激，功能相对较强的、未受到明显损伤的脏腑，得以迅速恢复，从而使问题简单化，其他脏腑功能也得以改善。

因此，这种方法往往很快见效，虽然不一定缓解全部症状，但至少可以让患者见到疗效，医者也可以看到哪些问题是较为严重和主要的，从而分清主次，制定后续的治疗方案。

下面介绍一些不用针的夹脊穴治疗方法吧。

## 华佗捏脊法

我在《百年程氏养生经》第一部中介绍过程氏小儿经络推拿的小儿捏脊法，这里再介绍一个华佗捏脊法吧。

第一步：先用双手拇指及食指夹起腰椎两旁的皮下组织（也可从尾椎开始），食指及中指在前导引，拇指下压并往前推，一松一紧，由腰部开始往肩颈部有规律地捏。最好不要中途间断，让“气”能上下贯通，不致堵在某处。

第二步：到颈部时，手顺着脊椎滑下来，把气由上导到下，再重复第一步，由腰或尾椎往上捏脊，至少做三次，之后再针对患处局部加强。若力道掌握得宜，三次后背部便松了，会有通体舒畅之感。症状较严重者在捏完后的几天内，背部还会有疼痛感，但会越来越轻松，不必担心！

第三步：遇到肌肉僵硬、阻塞严重的情况，被捏者可能会疼痛难忍，此时动作可放缓或稍停片刻（但手指不可放开），让对方喘口气、放松一下。还有手指甲不宜过长，免得刮伤被捏者。

注意，大人小孩均可捏，婴儿则建议用食指及中指沿脊椎两旁按摩即可，参见《百年程氏养生经》第一部。此外，捏脊时间不拘，但饭后不要马上趴着做，以免因压迫反造成肠胃不适。

## 夹脊推拿法

捏脊法其实是一种推拿手法，如果你不习惯捏脊，也可以采用以下的推拿手法自我治疗。

一指禅推法：沉肩、坠肘、悬腕、虚掌（即手掌不要用力，不要僵硬）、实指（即拇指受力），以拇指指端或指面、偏锋着力，以前臂摆动带动拇指关节的屈伸活动。摆动幅度要均匀一致，每分钟120~180次，紧推慢移，沿华佗夹脊穴从上至下或从下至上的往返移动。

推法：沿华佗夹脊穴从上至下或从下至上，以手指、掌、肘部着力，做缓慢的直线运动，用力要均匀，始终如一，重而不滞，轻而不浮。

拿法：以拇指与食中二指相对用力，捏住华佗夹脊穴，逐渐用力并做持续的捏提动作，为三指拿法。如加上环指，则为四指拿法；如再加上小指，则为五指拿法，也称抓法。用指面着力，提捏动作要连续不断，用力由轻到重，再由重到轻。要点为“提而捏之为拿”。

按法：以手指或掌着力，逐渐用力，按压华佗夹脊穴。按压方向垂直向下，用力由轻到重。持续不断，使压力渗透至深部。

揉法：以鱼际、手掌、手指螺纹面和肘、小臂尺侧等部位着力，吸定在穴位上，做轻柔缓和的顺时针或逆时针旋转推。

## 夹脊刮痧法

刮痧是传统的自然疗法之一，是用牛角、玉石、硬币等器具在皮肤相关部位刮拭，通过良性刺激，充分发挥营卫之气的作用，使经络穴位处充血，改善局部微循环，达到祛除邪气，疏通经络，舒筋理气，祛风散寒，清热除湿，活血化淤，消肿止痛，增强机体自身潜在的抗病能力和免疫机能，疏通经络、治疗疾病的目的。

操作步骤和注意事项简要描述如下：

第一步：在脊柱两侧涂以刮痧油，并均匀涂抹开。这样做的目的主要是起润滑作用，防止操作时过度用力刮伤皮肤；

第二步：涂刮痧油的同时，用手温热刮痧板。温热的刺激既可以增强对局部微循环的改善作用，还会让被治者不觉得冰凉，减少不舒适感；

第三步：将刮痧板侧立，自上而下沿脊柱两侧缓慢刮拭夹脊穴区，称为穴区，是强调操作时动作要连续，不是在各个夹脊穴间跳跃刮拭，而是连续刮拭。注意力度要逐渐由轻至重，动作柔和，切忌暴力刮拭。由于夹脊穴分布于脊椎两侧，自上而下，分布很广，因此刮拭时不必强求一下刮到底，多在一个节段刮拭后，再刮下一个节段，如胸 1~ 胸 7 节段，胸 8~ 胸 12 节段，以及腰 1~ 腰 5 节段。

第四步：随着刮拭，夹脊穴区皮肤逐渐泛红、充血、出痧，根据之前对夹脊穴的点压诊断，发现敏感点的部位应重点刮拭，往往也是出痧较多的部位。当夹脊穴点压诊断没有找到敏感点时，局部出痧的多少也可以作为判断疾病问题的参考，即哪个节段出痧较多，说明那个节段支配的内脏区域可能存在问题。诊断与治疗同步，诊断又与治疗互参，这就是以经络为基础的针灸、拔罐、刮痧、推拿等疗法的神奇之处。

现在，人们已经不再满足简单的刮痧了，对刮痧器具也有了新的研究与要求。中国针灸学会砭石专业委员会就鉴定了一种由地下挖掘出来的特殊石头制作而成的刮痧器具，这种石头的主要成分中最多的是氧化钙，其次是氧化硅、氧化钠等，还有铝、铁、镁、磷等多种元素，微量元素及稀土元素含有铬、锰、镍、铜、钇等超过 30 种对人体有益的元素，放射性物质含量极微。从成分上来说，这种特殊的石头对人体有益无害。用这种石头刮拭身体，可以发出丰富的超声波脉冲，是各种材质的刮痧器具中产生超声波最多、频率范围最广的。国内外已有研究表明，丰富的超声波脉冲可起到改善微循环、抑制癌细胞生长和消除多余脂肪的作用，从中医的角度来看，也有疏通经络、扶正祛邪之功。另外，这种石头还具有极宽的红外辐射频带，远红外辐射能力极佳，而宽频带的远红外辐射对人体能产生良好的生理效应。中国中医研究院针灸所张维波研究员等曾进行了感应增温的动物实验研究，实验对象是麻醉的小猪，用多点测温计测量小猪躯体多处体温，待其稳定后将这种石头固定在一个温度测定点附近，发现这一点温度逐渐增高而其他测点温度保持不变。约 1 小时后增温达到最高值，增温幅值为1℃左右，结果与人体实验的结果一致。

说了这么多，到底这是种什么石头啊？研究者给它起名为“泗滨浮石”，并且用它开发了各种各样的保健器具，如用于安神益智的砭梳、用于刮痧点穴的砭板、用于佩戴的砭饰等，但需要提醒大家的是，现在市面上假冒的产品非常多，而且越是假冒的越是价格不菲，购买时一定要看是专业的厂家生产，并有专业组织认证的产品。

最后再提一句刮痧油吧，现在已经有厂家开发了用艾草精油调制的刮痧油。艾草，本身就有通经活络、消毒止痒、保护皮肤的功效，其精油去除杂质作用更优，用这样的刮痧油可以提高刮痧疗效，真是科技造福于人啊。

## 梅花针叩刺法

还记得我在《百年程氏养生经》第一部“百会穴”那一节中讲到的一个脑膜炎后遗症的病例吗，就是用梅花针治疗的那个9岁的小女孩，前几天在北京电视台节目的录制现场，又遇到了她，口齿伶俐，思维敏捷，一点病态都没有，真让人高兴。

当时的治疗方案，除了用梅花针在患儿头部以百会为中心的督脉循行线上做叩刺外，还特别在其脊柱两侧的夹脊穴上叩刺，使局部皮肤充血发红。为什么要在这里治疗呢？因为脑为髓海，脑膜后遗症的中医辨证为五脏失和、髓海失养，换句话说，五脏失和是起病的根本原因，而髓海失养是起病后的结果。夹脊穴可以联络人体脏腑，沟通督脉和膀胱经，当然可以起到协调五脏功能的治疗作用。而治疗的结果也说明了这样的一种选穴方法，是临床有效的关键。

得脑膜炎的孩子还是少数，这个治疗方法其实更适合用于老年保健。老年人的生活健康离不开两点：一是腿脚要灵便，可以走健康之路；二是头脑要清楚，可以享天伦之乐。而脑卒中、老年性痴呆症等疾病，一旦患上，就使老年人的健康水平大大下降，家庭的孝亲养老压力、健康支出也大大增加，给社会增加了不少负担。

能否有效防治呢？用《百年程氏养生经》第一部“百会穴”那一节中介绍的梅花针防治老年痴呆的方法配合下面的夹脊穴叩刺法吧。

程氏针灸之

**夹脊穴梅花针叩刺法**

患者取俯卧位，医生在其夹脊穴消毒，然后利用腕力将梅花针的针柄做上下有节奏地弹击，使七星针头平稳地落在患儿的皮肤上，专业术语称为“叩刺”。当针叩刺到皮肤时，针尖不会刺破皮肤，而是受阻弹起。

按节段从上至下依次叩刺下来，每一节段的一侧夹脊穴区，大约要叩刺 500 下。治疗完成时，局部皮肤仅会充血发红，脊柱两侧看起来就像两条泛红的色带。可以每天一次，或隔日一次，有协调五脏、平衡阴阳的作用，即可以用于日常保健，又可以用于许多疾病的康复治疗。

# 合阳

## ——腰腿麻、颈肩痛、找绳头、抖一下

### 第一节　腰背委中求

社会在发展，疾病谱也在发生变化。

电脑的普及应用是现代社会快速发展的产物，而疾病谱当中也就相应多了一类疾病——颈肩腰腿痛。

提到这类疾病，就不得不提到所有学习过针灸的人都耳熟能详的几句歌诀：

肚腹三里留，
腰背委中求，
头项寻列缺，
面口合谷收。

其实，这四句话正说明了经络的作用，以及循经选穴的意义。“肚腹三里留”说的是治疗消化系统疾病要找足三里。足三里是足阳明胃经的合穴，胃经属胃络脾，合穴又以治疗腑病为重，所以足三里是有效治疗消化系统疾病的穴位。

“头项寻列缺”说的是治疗头项部疾病要找列缺。列缺是手太阴肺经的络穴，络穴沟通表里经脉，而与肺经相表里的大肠经循行经过颈项部，肺经又行至咽喉，所以列缺就特别擅长治疗头、项、肩、颈的病症。注

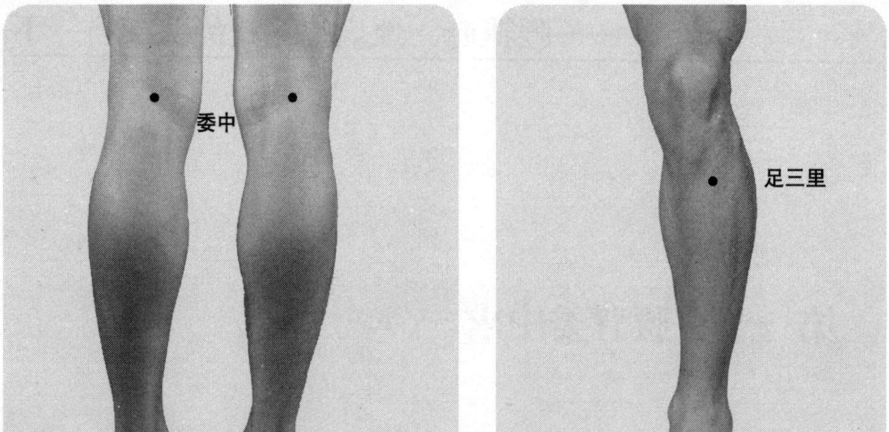


四总穴

意，这里还需要特别提醒一下，项与颈的概念不同，古人把脖子的前半圈称为颈，后半圈称为项。

“面口合谷收”，这句话不用我解释了吧，前面“合谷”那一节中已经详细介绍过了。现在就剩下最后一句——“腰背委中求”，其含义当然是指腰背部的问题找委中来解决了。为什么呢，因为委中是足太阳膀胱经的合穴，膀胱经在人体背腰部有两条循行线贯穿而过，并且深入腰两旁的肌肉之中，而合穴又是经脉气血旺盛之所，自然委中特别擅长治疗腰背疼痛了。

然而，本节的重点并不是委中。一是因为委中这方面的作用已经被大家所熟悉了，不都编成歌诀，朗朗上口了吗？二是因为有比委中穴更有效、更方便的穴位，这就是我家传的秘穴了。

## 合阳治腰痛

我有一个朋友，他弟弟和我差不多大，是个家具店的老板，在北京四五家比较大的家居城中都有卖场，我们虽然认识，但平时很少联系。

一次，我请他带工程师来帮我设计诊床，因为我希望把目前简单功能的诊床做成多功能针灸床。结果他看完要走的时候，刚好遇到我治疗的一个腰痛患者，正在说治疗效果有多么多么好，于是就问我能否给他看看腰。

难道年纪轻轻腰就坏啦？

经他一解释，我才明白，原来他每天的工作就是巡店，要开着车围着北京城五环绕一圈，如果听到外地某个厂有新产品，他就会马上开车前往，甚至像远至丹东，也是一个人一口气开八九个小时，看完产品，又一个人开回来。长此以往，他得了严重的腰肌劳损，腰疼得不成，又酸又重，连弯腰都成问题，更别提每天坚持开车时的痛苦劲儿了。

我给他做了检查，还好腰椎没什么大问题，下肢还没有神经受压的症状，只是腰椎两旁的肌肉明显紧张、痉挛，并且左右张力不均衡。其实，现在常见的一些腰椎问题，如腰椎间盘突出、膨出；腰椎骨质增生、侧弯等，多与软组织损伤和肌肉应力（即单位面积肌肉所受的力）改变有关。记得我在中国中医科学院针灸研究所黄龙祥教授的一本书中看到这样一个很形象的例子：路边的电线杆倾斜了，是挖地正电线杆，还是调整电杆两边的钢索？调整肌肉张力以正骨，才是治本之道，这个道理不言而喻。从这个角度上来判断，我认为他的腰痛虽然疼痛感很剧烈，活动功能也受限，但并不难治，于是就开了处方，安排了一位医生给他做为期10次的治疗。

事情过去了，他再没挂我的号找我复诊，我也就淡忘了，甚至连他一共来了几次、什么时候治完、治完后的效果都没有了解。直到半年以后出差到上海，正巧他也在上海，非要请我吃饭感谢我，席间才给我讲了全部的治疗感受。

原来，那天的针灸是他第一次尝试针灸治疗，其中有一针让他至今记忆犹新，当医生在他小腿靠近腿弯处扎了那一针时，整个小腿一下子像过电一样不自主地抽动了一下，麻的感觉瞬间放散到足心，我们经常戏称这种感觉叫“足心开花”。这种“开花”的感觉让他吓了一跳，不过也瞬间感觉到了腰部的轻松感。

尝到了甜头，自然能够坚持治疗。隔日一次，他治疗得很规律，反正开车要绕五环一圈，不如顺便绕一下治治腰。转眼10次治疗结束，而最后一次，也是10次治疗中最为痛苦的一次。还是那个穴位，还是那样的快速刺入，麻电感快速放散，但与前几次不同的是，针刺后晚上回到家，全身又困又沉，什么都不想做，饭也不吃了，躺上床就沉沉睡去，直到第二天11点钟才醒来。醒来后出现了一种奇妙的感觉，用他的话来形容，就是“我的腰没有了”。如此轻松的感觉，让他不仅信服了中医针灸，更成为了义务的宣传员，现在他的单位里许多人已经把针灸选为固定的保健治疗方法了。

不过，他还是有些疑问，第一个疑问我想正是你所要问的，就是“那个具有神奇作用，针刺时又有特殊麻电感的穴位是什么穴位？”而第二个疑问则是“小腿背面的穴位，离腰部很远，为什么会有如此明显的效果？”

第一个问题好回答：这个穴位就是足太阳膀胱经的合阳，在腘横纹正中的委中穴直下约2寸（约两横指）处，小腿背侧的正中线上。

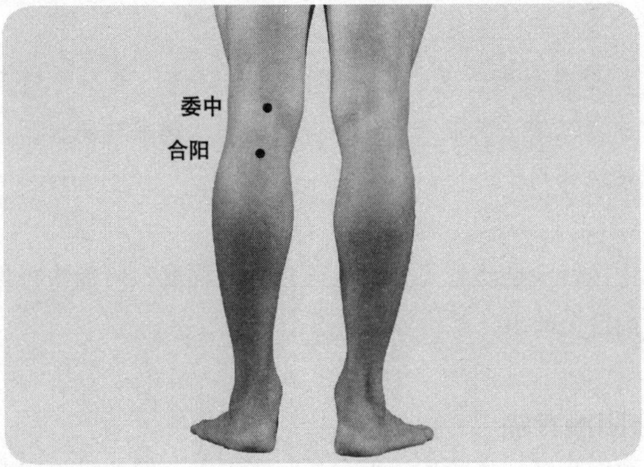


合阳穴

第二个问题回答起来有点难，对一个没有中医经络基本知识，平时又很少接触中医的人来说，用专业术语解释，不亚于解读“天书”。于是，我举了一个形象的例子：“你收过网线吧，当地上铺了一大堆网线时，你是直接上去解开，还是先找到远端的网线头，抖一下，使缠绕的网线迅速松解开呢？当然是后者，合阳这个穴位就像膀胱经脉远端的绳子头，而腰部正是错综缠绕的地方啊！”

针刺合阳穴时，如果想出现抖绳子的效果，也就是出现下肢的麻电感，必然要深刺，一般要刺入约2寸深。而对普通人来讲，针刺都不太现实，何况是深刺了。别着急，我们还有点穴的方法。

程氏针灸之

**点合阳法**

首先，要找到膝盖背侧的腘窝，也就是平时俗称为“腿弯儿”的地方。在其横纹的中点处取委中，然后在委中直下2～3指处，也就是小腿背侧正中线上，将拇指立起，与小腿纵线平行，用力点下。注意要极度用力，使局部出现明显的酸胀感，努力上下探查，直到小腿出现麻感为佳。点穴的同时，患者可以做轻微的晃腰动作，使局部放松，可以迅速缓解腰腿痛。

不过，需要提醒的是，点合阳穴治腰腿痛，采用的是“左病右取，右病左取”的交叉取穴法，即哪边腰痛，就点对侧合阳，双侧都痛，那就两边都点吧。

我们说中医针灸能迅速见效，迅速到什么程度？可能快得连你自己都不相信。下面这个故事，就给你讲讲这个“快”字。

## 合阳治背痛

合阳这个绳子头，离腰比较近，抖起来容易，但如果治肩背痛，这么远的话，这个穴位还管用吗？

“程氏针灸”目前是北京市的非物质文化遗产保护项目。在我们获得这个称号不久，国家也决定向联合国教科文组织以“针灸”之名申请世界非物质文化遗产，我爷爷程莘农院士与另外四位老专家一起作为该项目的代表性传承人。既然是文化遗产，必然讲究传承，而五位专家中，只有我们家传承了三代，并且还都在从事这个行业。爷爷的“三才针法”又是如此的有特色，于是自然而然，我就成为了这次申报的影像资料中所有针刺手法的演示者。

那天的拍摄是由中央电视台《探索·发现》栏目组负责的，由于利用的是门诊休息时间，所以拍摄时才发现缺少“模特”，也就是接受针刺者。一位年轻的女编导自告奋勇做“模特”。

问了问病情，她说只有一个地方不舒服，而且是十分不舒服，就是左侧肩胛部，这里有一个明显的条索，触手可及，曾被诊断为岗上肌腱炎，一遇寒冷或潮湿就疼痛难忍，很是影响工作与生活。

为了演示手法，我没有选择疼痛局部的穴位治疗，而是根据前面介绍的点合阳穴治腰痛的对侧选穴原则，针刺了右侧的合阳穴。须臾间，针已刺入，麻电感向下放散，足心迅速“开花”，她也大声叫了出来。

演示结束，起了针，我问她感觉如何、肩背部还疼不疼，她的回答出乎在场所有人的预料：“在你针刺入的那一瞬间，我的肩胛部原来有条索状的地方，就立刻不疼了！”

抖绳子头，是个技术活，抖得好，一针见效，立竿见影，甚至远至肩胛亦会有效；抖不好，半天没感觉不说，针刺局部还会疼痛难忍。这技术活需要长年的练习与经验积累。

## 第二节　臂合阳——离肩背更近的绳子头

合阳穴离肩背有点远，虽然在穴位治疗远隔部位（经脉所过，主治所及）的原理在于经络，而不在于远近，但有没有针对缓解肩背疼痛或拘急（就是经脉拘紧气血不畅的一种痉挛状态），更加有效的穴位呢？

### 针刺臂合阳

一天晚上，一位女编辑约我谈书稿，就约在了我们学校对面的咖啡店。看到我书稿中介绍的治疗肩背疼痛的这个穴位，她问："真的效果这么好吗？我现在就背疼呢！"

"你是哪一侧背部疼呢？"

"左右都疼。"

我打开随身携带的针灸包，在她左侧前臂的一个穴位迅速扎了一针，爷爷的"三才针法"就是快，她还没反应过来，针就已经到达前臂深部了，一股麻电感迅速发散开来，一直到达中指指尖。此时，她的一声尖叫响彻整个咖啡店，吸引了店内所有的顾客、包括营业员们好奇的目光。

"你活动一下左侧的肩关节。"我叮嘱道。

"咦！神了，右侧背不怎么疼了！早知道这么神奇，我早该找你啊！真是奇迹！"

"奇迹每天都在发生，问题是它发生在谁的身上。你要是早治疗早就好啦！"说话间，我又一针刺入她右侧前臂相应的位置，于是第二声尖叫也响了起来，随之而来的是双肩的轻松感觉……

这个穴位到底在哪里呢？它又叫什么名字？

先来看看位置吧，在上肢内侧，屈肘时肘部有一条横纹，于肘横纹中点处向下（即向腕的方向）2～3横指，在前臂的正中间取此穴。取穴时，要将拇指尖立起，与前臂纵线呈平行向，用力点下，会感觉到此处有肌肉的缝隙，再向深部用力，当拇指尖有一半深入肌肉内时，应感觉到前臂深部出现麻电感，迅速向中指指尖发散。为什么是肘横纹中点下2～3横指呢？没有准确位置吗？要知道，再有经验的医生在针刺穴位之前，还是要用手指探一下穴位的，这是因为穴位并不是固定不移的，而是会随着身体的状态、疾病的发展而变化的，哪怕是轻微的变化，也要想办法准确刺激才行，何况人与人在解剖学上虽然相近，但毕竟还是有些许的差异，精益求精，疗效才会更好。

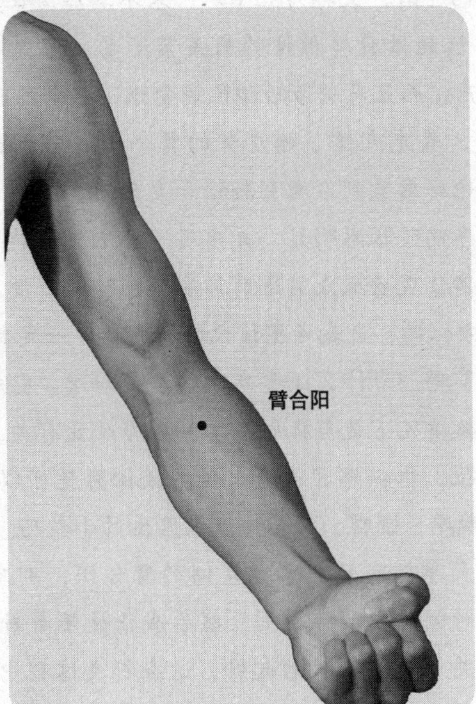


臂合阳穴

找到了这个穴位，你会发现取穴的方法与前面介绍过的足太阳膀胱经的合阳是如此相像，而作用也相近，找绳子头治肩背拘挛疼痛是如此的迅速而有效，于是就有了这样的名字——臂合阳。当然，这是我们家的叫法，因为它并不是一个谁都知道的标准化穴位，而是一个经验穴。

经验穴，抛开百年的临床经验不谈，光我在讲座过程中当众的演示性验证，就不下百次了，每一次都有针入痛止、肩松背展的神奇效果。

前几天，给海淀区的军队干休所离退休的老将军、老干部们讲经络养生课，讲到颈肩腰腿痛如何自我保健治疗时，像往常一样，现场征集肩背疼痛的患者上来做演示性治疗。一位坐在第一排的中年女性连手都没举，径直跑了上来。我注意到她之前在听讲的时候就一边听一边揉着自己的右肩，从年龄判断，应该是五十肩，也就是大家比较熟悉的肩关节周围炎，由于好发于五十岁的年龄，又称为五十肩。果不其然，让我猜中了，她右侧肩部正在疼痛，让她做旋转拉伸的肩关节活动，不仅局部“咔啦、咔啦”有明显的弹响声，而且肩关节活动已经受限，根本不能上举过头。

征得她的同意，我先点揉了她左臂的臂合阳，并让她同步活动肩关节。不到一分钟，她就感觉到右肩有轻松和发热感，当然，我的点揉力度有点猛，她手臂处疼痛酸胀感明显，并出现了麻电样的放射感觉。她忍受前臂疼痛的面部表情让现场观众笑得前仰后合，如果力度不够，是刺激不到位于前臂深部的穴位的，自我点揉该穴的朋友们可一定要注意了。

直接针刺不得了吗，为什么还要先点揉？要知道，引起颈肩疼痛的原因有很多，虽然多数情况下是与肌肉痉挛和应力改变有关，但毕竟不是百分之百，先点揉穴位，根据患者颈肩出现的放松感觉可以协助判断一下，也能提高治疗的准确率。嘿嘿，又是一点做医生的小技巧。

针刺的过程很简单，我只扎了她左侧的臂合阳，别忘了是“左病右取，右病左取”的对侧选穴治疗原则。然后我让她带着针下去继续听讲，边听边活动右侧肩关节，10 分钟后起针，这在针灸过程中叫“留针”。由于肩周炎又被称为“肩凝症”，凝为气血不通，寒主收引，故在功能受限期多属寒凝之证。按《黄帝内经》中的选穴治疗原则："盛则泻之，虚则补之，热则疾之，寒则留之，陷下则灸之，不盛不虚以经取之"，这种寒凝之证宜留针一段时间，以温通经脉。

本想多留会儿针，谁知我讲着讲着，突然看到她举手示意，忙问她怎么了，是针刺后有不适感吗？你猜她怎么说："报告教授，我右肩已经不疼啦，而且活动时没有那种'咔啦，咔啦'的响声啦！"我这才意识到，她举起的手已经直直地向天，远远地举过头啦！随即，一片掌声响起……

谢谢你们，热爱中医针灸的人们！有你们关心针灸、接受针灸、使用针灸，针灸才能生存、继承和发展下去！为此，我愿意把百年的程氏临证经验都传授给你们，希望大家都能享有健康，传承针灸。

## 点压臂合阳

然而，并不是谁都理解中医、理解针灸，虽然广大民众热情地呼喊学习中医，但不同的声音却仍然存在。

去年，我在外地大约做了50场有关经络、穴位养生保健的科普讲座，像"空中飞人"，往返于各大城市。因为要赶回去出诊，保证老患者们的连续治疗，所以没有时间停留，更别提观赏各地风光了。这些讲座中，在湖南长沙的一次讲座有一种刺耳的声音至今让我回味，那次我遇到了一位对中医报有不同看法的人。

那是一场给银行财富中心的讲座，一般情况下，听众都很热情，也都很配合，除认真听讲、记录外，还积极与我互动，学习各种穴位保健方法。这次也不例外，于是，我像往常那样随机请观众上来，现场解决他们的健康问题，并教给他们小方法。第一个请上来的观众是位中年女性，她的左侧肩背酸痛难忍，希望扎上一针，体验一下。我拿出一根2寸长的银针，正准备刺入她右侧的臂合阳，一位迟到的男性观众站起来大声喊道："我劝你不要扎！"

现场一下子变得安静起来，大家的目光都聚集在他身上，“我劝你不要扎！”他再次大声说道。

“为什么呢？”我反问。

“反正我劝你不要扎，否则你后悔都来不及！”他冲着上台来的演示者说着，毫不在意我的问话。

现场气氛有些尴尬，主办方也有些“丈二和尚摸不着头脑”，本来气氛不错，观众也很热情，这下岂不是要冷场了。这时，这位肩背酸痛的中年女性也疑惑地问道：“为什么不能扎啊？”

“他的针不干净！”

有句话叫做鸡蛋里面挑骨头，在千百年的临床实践结果面前，在越来越多人亲眼所见的临床疗效面前，仍然有人对中医、对针灸报以不公正的目光，戴着有色眼镜，总想挑出点毛病来，哪怕很无理。要知道，虽然国家没有强制使用一次性针具的法规，但我却要求在门诊中严格使用一次性针具，即使是针的成本因此增加了一倍还要多，而且这些成本还并不像很多医院那样由患者自己支付。

我把这根刚刚拿出来的一次性针灸针扔到了一边的桌上，又拿出了一整包未解开包装的针灸针，交给这位上台来的女同志，让她展示给大家看，并当众撕开，然后我手执针柄抽出一根2寸长的针。

“反正你不要扎，扎了你后悔都来不及！”台下的声音明显低了些，但还在反复嘟囔着。

我拿着这根显得有些沉重的针，转头问那个女士：“你还扎吗？”

“扎！”回答得很干脆。

“你可要想好了啊，别后悔，真的让我扎吗？”

“扎吧！”回答得不仅干脆，还很坚定。

“好吧，让我先来找找穴位吧！”我把针交到另外一只手上，然后拇指立起点住她右侧的臂合阳，“如果找准这个穴位的话，应该出现麻的感觉。”一边说，我一边指尖用力，麻的感觉袭来，她禁不住轻叫了一声。“我找穴位，你来活动一下左侧的肩关节吧，做缓慢而放松的旋转运动。”

我嘱咐着，一边用力点按，一边看她活动肩关节。

很快，20秒钟过去了，我问道："现在你左侧肩背有什么感觉？"

"咦！不疼了，松了！"她的声音中透着惊喜。

"恭喜你，你的症状已经缓解，本次治疗结束，不需要扎了！"随着我把那根银针用力抛向远处的垃圾筒，沉寂了半晌的台下暴出雷鸣般的掌声与欢呼声，衬托着一个逐渐远去的、不和谐的背影……

程氏针灸之

**点臂合阳法**

在上肢内侧肘横纹中点处向下（即向腕的方向）2～3横指，前臂的正中间取臂合阳。将拇指尖立起，与前臂纵线呈平行向，用力点下，会感觉到此处有肌肉的缝隙，再向深部用力，当拇指尖有一半深入肌肉内时，前臂深部出现麻电感，并迅速向中指指尖放散。同时让患者缓慢活动对侧肩关节。

点按时要向深部垂直用力，出现麻或特别酸胀的感觉后，要坚持10秒钟左右，然后稍松开一会儿，再次点按，同时活动对侧肩关节，直至肩部放松或有热感为佳。

注意，要左病右取，右病左取。

## 第三节　更多绳子头

点臂合阳穴，看起来刺激的是前臂内侧心包经经过的部位，但由于是重力点压，刺激肌肉深部，实际刺激到的是手少阳三焦经经过的地方，三焦经脉循行经过肩背项部。这其实与足太阳膀胱经合阳治疗腰背项痛的道理如出一辙，也是“经脉所过，主治所及”，没有绳子经过，抖绳子头也没用啊。

### 印堂埋针止腰痛

那么，人体还有没有其他的绳子头呢？

当然有，而且并不是每个绳子头抖的时候都会出现麻电感，下面这个故事中讲到的印堂穴就只出现酸胀感。

还记得我在《百年程氏养生经》第一部中讲到的印堂穴吧，就是治疗失眠的那个穴位，位于前额两眉的正中间，督脉的循行线上。原来这个穴位是经外奇穴，在2007年新版的《经穴名称与定位》国颁标准中，印堂已经归入督脉第29穴了。

那是几年前的一天，门诊来了一位建筑工地的工人，一个人在外打工不容易，挣了钱都要寄回家里养家，自然看病很谨慎。他说自己睡眠不好，听说我治这个病不给开药，就挂了我的号，想用最经济的方法解决他的睡眠问题，估计是被现在有个头疼脑热、动不动就开几百块钱的药吓着了。不过，他还提出了一个特别的要求——买一送一。原来他前两天搬重物把腰扭了一下，现在还有些疼，希望我附带着把腰痛也给一并治了。

了解中医的人都知道，中医讲究辨证施治，证本身就是一系列症状的集合，是身体的一种状态，辨证清楚了，把这种状态调整好了，各种症状都会自然减轻，所以说中医是治本嘛。

所以，我很乐意满足他的“特别”要求。

不过，我对他也提出了一个小小的要求：不收诊费，而且只扎一针，但要求他带着这根针回去一天再取下来。他明显犹豫了一下，最后还是同意了。

我扎的穴位就是印堂。用1寸长的针，自上而下进针，平刺约七分深，外露针柄，在前额处闪闪发亮。为了固定，我用一块透明的脱敏胶布将针柄粘在前额皮肤上，然后嘱咐他带针回去，连晚上睡觉时都不要摘下来。如果有效果，第二天自行取下针，如果没效果，第二天再来诊治疗，依然免费。

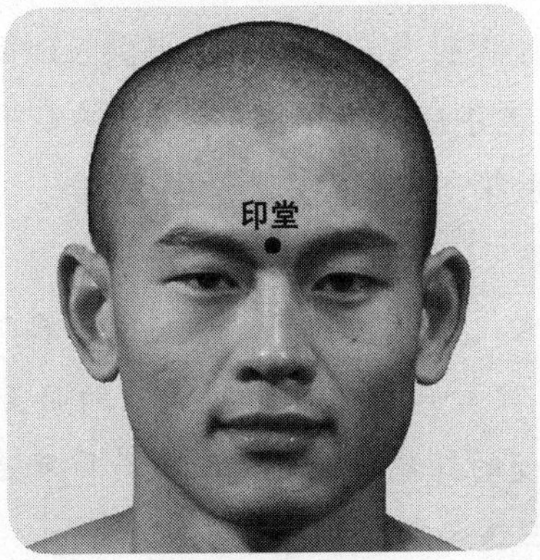


印堂穴

这种方法叫做“埋针”，也叫“长时间留针法”。可以埋普通的毫针，也可以埋小巧的嵌针，或用于耳穴上的环形耳针；可以埋针的穴位也很多，除了印堂外，胸闷气短可以埋膻中，咳嗽气喘可以埋列缺，运动损伤可以埋痛点邻近穴位或阿是穴；埋针的时间长短也因情况而异，古书上的记载因病因穴从几呼（指呼吸）到几十呼不等，现在多留针24～48小时，也有留针长达20多天的，主要是为了延长刺激时间，增加刺激量。

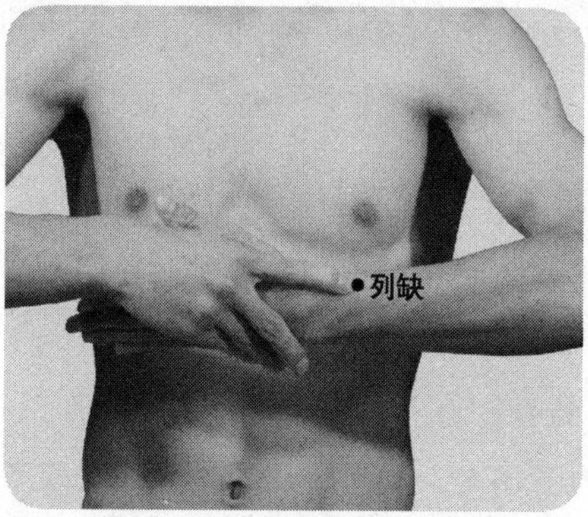


列缺穴

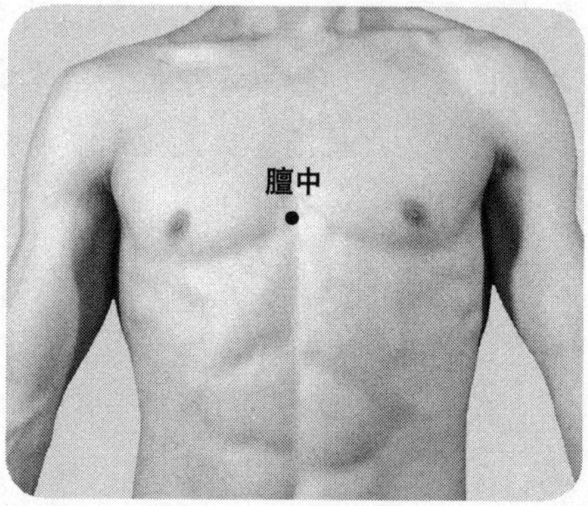


膻中穴

我选择留针在印堂，主要是因为督脉经过于此。督脉行于脊部正中，其络脉散于脊柱两侧的肌肉内，虽然针刺印堂没有明显的麻电感，不会迅速起效，但由于采用了留针方法，使穴位得到长时间的刺激，增大了刺激量而温和起效，对腰痛亦有缓解作用。（印堂的安神作用原理和方法，详见《百年程氏养生经》第一部。）

第二天，这位患者没来，第三天，也没来。我想，应该好了吧，正心安理得时，没想到第四天一大早，他突然无约而至。一进门，吓了我一跳，只见他前额印堂处的针赫然还在那里扎着！所不同的是，原来透明的胶布没有了，换成了三道普通的白色胶带！

我心想：这下坏了，看来没给人家治好，人家找上门来了，不过那年又不是虎年，怎么还弄个这样的造型？

一问才明白，原来不是效果不好，而是效果太好了！带针回去后，当晚他的睡眠就大为改善，腰部也有轻松、温热的感觉。第二天醒来，精神大好，但怕取下针，疼痛、失眠又找回来，所以自作主张，继续留针。没想到那块透明的脱敏胶布不够粘，自己又找不到同样的，只好换做普通白色胶带纸，为了不掉下来，还连粘三道！

多淳朴的患者啊！让我帮他取针是假，前来感谢才是真，不过他也有点“小算盘”，是想顺便再巩固一下，于是我又给他贴了耳穴……

## 睛明后溪也有效

睛明，这个穴位的作用我们再熟悉不过了，睛明睛明，让眼睛明亮啊。上小学时，我们天天都要做眼睛保健操：第一节，按揉睛明穴……

悠扬的音乐响起，好像又回到了童年的悠闲时光。都知道睛明穴有益于视力，但很少有人知道，这个穴位还可以治疗急性的腰扭伤。

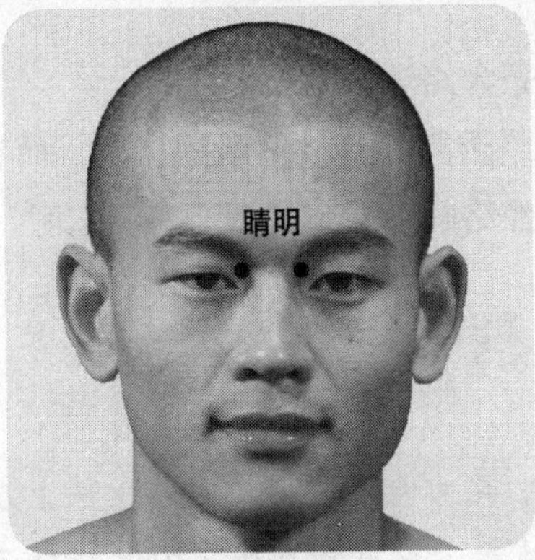


睛明穴

“我没听错吧？”也许你会这么问。

你没听错！如果你知道这个穴位是足太阳膀胱经的起始穴位，如果你知道足太阳膀胱经有两条循行线贯穿了人体背腰部，并且其中一条还要深入腰两旁的肌肉之中，你就不难理解睛明治腰痛的作用了吧。

同样的道理，手太阳小肠经的后溪也可以治疗腰部的疼痛，这是因为小肠经循行至肩背处与督脉气血汇聚在一起，而通行至腰部……

经脉是我们身体中的河流、道路，四通八达，网络周身，也正因为这样，高明的针灸医生可以选择不同的部位针刺治疗相同的病症。拿肩背腰腿痛为例，小腿背侧的合阳可以，前臂内侧的臂合阳可以，前额处的印堂还可以，膀胱经的睛明可以，小肠经的后溪可以，大肠经的手三里也可

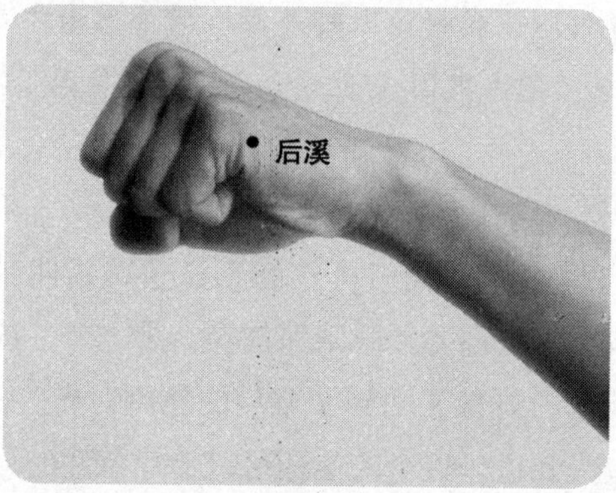


后溪穴

以……殊途同归，条条大路通罗马。

在我的眼中，经络透露着身体健康的秘密，而在我的指下，气血在静静地流淌。用心体会经络的存在，并用心感谢它吧。

程氏针灸之

**掐睛明止腰痛法**

拇指指尖立起，用力点压住两侧内眼角稍上方的睛明穴，坚持10秒钟，松开10秒钟后，再重复点压，同时轻轻活动腰部，直至疼痛逐渐缓解。

# 三阴交
## ——减肥穴、调经穴、抗疲劳穴、终极美容穴

## 第一节 自找的疲劳综合征

小方夫妻俩都在外企工作，也都是我的患者。小方是大区经理，吃喝应酬不断，还没到40岁，已是大腹便便，他的朋友曾戏称：有这么胖的肚子挡着，他可能这辈子都看不到自己的脚趾头长什么样子了。直到脂肪肝由轻度变成了中度，血压也忽高忽低时，才意识到问题的严重性，前来就诊。

一同来诊的还有小莉，也就是小方的夫人，虽早已年过三十，但体型保持得很好，甚至可以用骨感来形容。只是自觉精力大不如前，疲劳感日重，这次胁迫小方就诊，既是想利用医生的权威强迫小方戒酒、减肥，也是想调理一下自己，因为她听说针灸能减肥。

“还减？都弱不禁风了，都疲劳困倦了，还减？”

我刚开始真的以为听错了，似乎这一对夫妻中，小莉才是看病的主角。弄明白小两口的心思之后，我给他们的病因下了结论，也给他们开了自我保健治疗的处方。

小方是因为吃得太多，餐餐下饭馆，饮酒无度、肥甘厚味，过饱、营养过剩，伤及了脾胃运化功能，使水湿停滞，聚湿生痰，痰邪阻滞经脉，脏腑功能受困所致，需要健脾化痰，处方为：补脾经、点丰隆。

而小莉则是因为节食减肥，吃得太少，有时一天都不吃主食，甚至

晚餐只吃一点水果，为了保持体型，经常饿得头昏眼花，走路好像踩着棉絮，站也站不直。过饥亦会伤及脾胃功能，使气血化生无源，营养摄取不足，脏腑功能难以正常发挥。别提打起精神工作了，就连原本每个月如期而至的老朋友“月经”，都开始不准时了。需要健脾益气、理气养血，处方为：补脾经、理大包。

两个人的处方看起来有些相似吧，因为从根本上讲，他们夫妻俩的状况都和脾虚有重要的关系。大家注意了，这里所说的脾指的是中医所说的“脾脏”，而不是西医所说的人体的免疫器官。

程氏针灸之

## 补脾经法

先找到内踝尖，沿内踝尖向上推按，可以摸到胫骨的后缘，这里就是足太阴脾经在小腿部的循行线。

内踝尖向上约一掌（四指并拢为一掌）处为三阴交穴，这个穴位是脾、肝、肾三条经脉交会之处，重点点揉此穴可以通畅三经，而脾统血、肝藏血、肾藏精主生殖，均与女性生殖密切相关，故通脾经自点揉此穴开始。

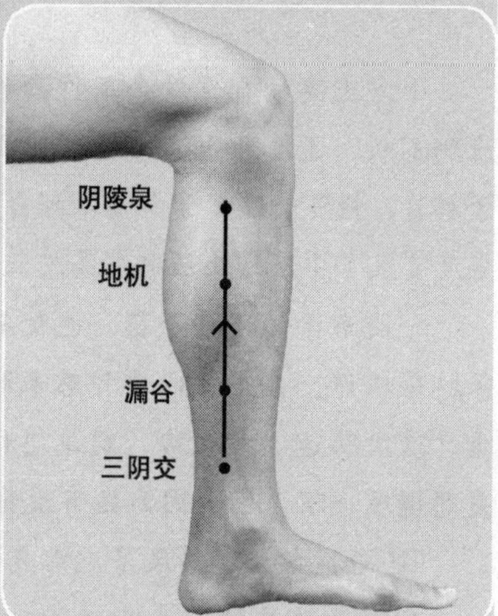

补脾经

自三阴交起，沿胫骨后缘向上依次点按，直至近膝关节的阴陵泉穴止，反复治疗10次后换另外一条腿，继续点按。有月经不调、盆腔炎症等妇科疾病时，点按时多出现明显酸痛或刺痛感，遇此位置要停留片刻，改点按为先点后揉，即用力点下10～15秒后，稍放松力量揉1分钟，然后再继续沿经脉向上点按。

每日左右交替点按治疗，没有次数的限制。

## 脾虚与肥胖

西医认为脾就是一个免疫器官，是人体淋巴免疫系统当中最大的一个外周免疫器官，其功能就是免疫作用，防止人体受到外界的感染并清除人体内部的癌变细胞。而中医所说的脾就和西医所说的大相径庭了，中医认为脾是人体主管消化的重要脏器，认为脾的功能中最为重要的是“主运化”。

那么小方的肥胖和脾究竟有什么关系呢？那我们就要谈谈中医对于肥胖的认识，以及与脾的运化功能之间的关系了。

脾的运化功能，中医称之为“运化水谷津液”。也就是说，人所吃下去的东西，喝下去的水液，经过胃肠的消化之后，形成精华部分和糟粕部分。其中精华的部分，就要在脾的运化功能作用下被人体吸收，然后再被运输到全身的各个脏腑、器官、组织，为人体的生命活动提供能量。当然，这是在正常的情况之下。

如果我们平时不注意保护脾胃，暴饮暴食，过量饮酒，进食大量高热量、高脂肪的食物，就会加重脾胃的负担，导致脾胃的功能受到损伤，从而使脾气受到削弱。而脾气一旦虚弱，就会使脾的运化功能不能正常进行，正常情况下，经过脾进行传输的营养物质、水液就会停聚在人体内、经脉之内。脾就像一个传送带、一条高速公路，如果传送带不能够及时将货物运送出去，或者高速公路不够畅通了，就会造成堆积和阻塞。这些堆积、阻塞的东西存留的时间久了，就会发生变质、腐败，从正常的、可以提供营养的物质变为痰饮、脂膏物质，这在中医里有一个形象的词汇，叫做“聚湿生痰”。

痰，是造成人体肥胖的主要原因。

能够咳唾而出的痰，只是痰的一种形式，或是一个组成部分，被称为有形之痰。中医认为脾是生痰之源，而肺是贮痰之器，脾虚、脾失健运，造成水湿停滞，聚湿生痰，但并不是所有生成的痰都贮于肺内，这些肺之外的痰则称为无形之痰。痰的性质是“重浊黏腻”，它会黏附于身体各部位，黏滞于胃肠，人的体型就会发胖；黏滞在心脑，人的神志就会失常；黏滞在经脉，人的肢体运动就会受到影响。

所以，痰不仅是造成肥胖的主要原因，更是造成很多严重疾病的主要原因。

对小方来讲，减肥就需要健脾化痰，而减肥的意义已经不再是为了外表的美，更为关键的是为了维护身体健康。

程氏针灸之

**健脾化痰减肥法**

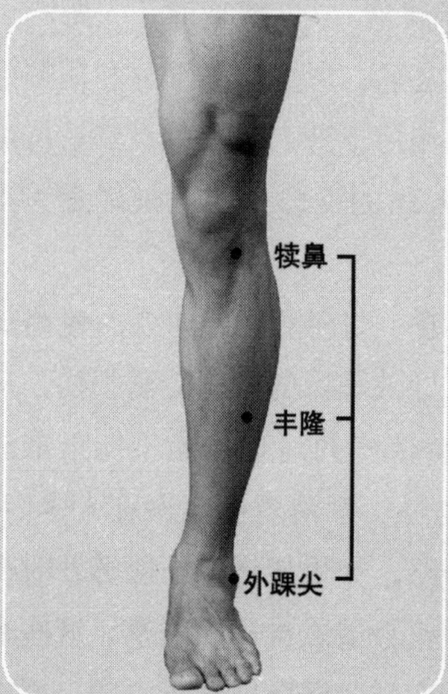

丰隆穴

在补脾经的基础上，配合点揉丰隆，注意是先点后揉，即先向下用力点压丰隆，约10秒钟后保持向下的力道，改点为揉，操作约10秒钟，如此反复治疗至少3分钟，再换另外一侧。每天的次数不限，与补脾经一起操作即可。

丰隆，小腿外侧自犊鼻至外踝尖之间中点，胫骨外缘再向外约两横指处，是足阳明胃经的穴位。这可是人体上非常重要的一个化痰的穴位，除了化可以咳唾而出的、传统意义上的有形之痰外，还包括清理人体多余的营养或代谢后产生的废物垃圾，化解堵塞、流滞于经脉之中而形成的无形之痰，保证人体经脉的通畅。

## 脾虚与疲劳

小莉正好与小方的情形相反，是刻意节食，时间久了，气血生化无源，脾胃功能自然而然就弱了，整个人因为得不到足够的营养供应而时常感到疲劳、困倦、无精打采。经脉中运行的气血，血是物质，气就是功能，脾的功能下降就称为脾气虚。

这里还需要特别补充说明一点，有一些女性朋友不仅节食，还会服用减肥药或减肥茶。有泻火作用的药或茶，多为性寒凉之品，长期服用会伤及脾阳。如果由脾气虚转为脾阳虚，那么，不仅消化功能会差，而且怕凉、怕冷，甚至心悸、怔忡（这是中医学里的一个症候名称，患者自觉心中剧烈跳动的一种急性症，呈阵发性，频繁发作，比心悸还要严重）等症状也会出现，治起来就比单纯的脾气虚更要难啦。

除了脾胃功能因节食或受寒凉而下降，导致脾气虚，继而引发疲劳外，情志亦是引起疲劳的重要原因。

一方面，脾在志为思，过思则气结，即思虑过度会影响脾的运化功能，气结于中焦而影响脾的升清（也就是脾运化营养精微物质的能力），出现腹部胀满不适、没有食欲、困倦疲劳、头晕目眩、怕冷便溏等脾虚症状。高考复习阶段有许多学生经常腹泻，就是因为这个原因。

另一方面，肝气不舒也会引起脾虚。肝主疏泄，就是说肝的生理功能是保持人的气机正常运转，而不发生停滞。在五行中，肝属木，脾属土，正常情况下肝木克脾土，肝对脾是一种管理和约束作用，而当肝气不舒时，肝木就会克制脾土太过，造成脾的生理功能难发挥，而形成脾气虚的情况。现代社会，人们的生活、工作压力都非常大，肝气不舒的情况非常普遍，这也就是为什么现在这么多人都患有慢性疲劳综合征的原因。

小莉若想对抗疲劳、改善精神状态，就需要健脾益气了。

程氏针灸之

### 健脾益气抗疲劳法

在补脾经的基础上，配合理大包。大包是足太阴脾经的终末穴位，又称脾之大络，在腋窝直下约两拳的位置上，第六肋间隙内，位于我们身体的侧面。

理大包时，将两手握拳，拳头正面顶在腋窝下大包穴上，轻轻用力在穴位及穴区附近旋转按揉，同时吸气挺胸、向后收缩两肩，并尽量向后仰头。操作十几秒钟后，放松几秒钟，再重复操作 5 ～ 8 次，可以迅速缓解疲劳，解除困倦。

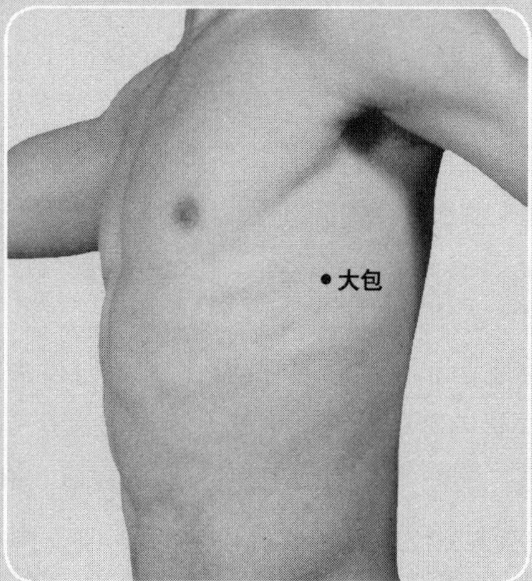


大包穴

## 第二节　自备的乌鸡白凤丸

乌鸡白凤丸是补益气血、调经止带的妇科经典中成药，许多女性对此都不陌生，一遇月经不调、白带异常，就使用此药调理。甚至有人认为每天吃两颗乌鸡白凤丸，可以美容养颜、延缓衰老。殊不知并不是所有的人都适合服用此药。例如，肥胖的女性因体内“痰湿”聚集而出现月经不调，服乌鸡白凤丸补气补血后会加重痰湿，使病情更加严重；由湿热引起的慢性盆腔炎，白带异味、颜色发黄，此时服用乌鸡白凤丸会助湿生热，加重病情。

乌鸡白凤丸是古书《济阴纲目》中大小乌鸡丸的加减方，估计已有百年历史。过去，乌鸡很珍贵，故只用于宫廷，如今人工饲养的乌鸡比比皆是，这药才降低了身价，在百姓中广为使用。因为是国家药典规定的成方，不论哪个厂家生产，其用药种类和剂量都是固定的。它由乌鸡、人参、黄芪、丹参、当归、白芍、川芎、生地、熟地、甘草、制香附、鹿角胶、银柴胡、牡蛎、芡实、山药等20多味中药制成。是补气、养血、调经、止带、阴阳双补的成药，使用范围很广，而恰恰正因为此，乌鸡白凤丸在治疗疾病方面的针对性却不强。

俗话说“是药三分毒”，这其实强调了药物使用的毒副作用，也强调了任何药物都有它的适应人群和禁忌人群，而使用穴位却不存在这样的问题。《黄帝内经》中记载“邪在脾胃，则病肌肉痛。阳气有余，阴气不足，则热中善饥；阳气不足，阴气有余，则寒中肠鸣腹痛。阴阳俱有余，若俱不足，则有寒有热。皆调于三里”。临床中，针刺足三里的确对便秘患者表现为润滑的效应，对腹泻的患者表现为收涩的效应，这就是穴位的良性双向调节作用，而且这种调节作用不会出现矫枉过正的情况，“以平为期”。

那么，身体中哪个穴位有乌鸡白凤丸的作用，又没有乌鸡白凤丸的禁忌呢？

## 妇科三阴交

乌鸡白凤丸是调经的圣药，要知道哪个穴位有此功效，就要了解女性的月经受哪些主要脏腑调控。

肾藏精，主生殖，肾精不足，则五脏皆衰。肝藏血，女性以血为本，月经亦以血为基础，而精血同源，故肝、肾合称为先天之本。

脾是气血生化之源，主统血。也就是说，脾不光是血化生的来源，还主管着使血在人体脉道当中正常循环运行而不至于发生病变。而女性的月经，重要的物质基础就是血。只有血的生成、运行正常，才能够保证月经的正常。前面提到的小莉这位患者，由于过度节制饮食，导致所摄入的水谷不足，水谷精气化生不足，自然化生的血也就比较匮乏，而血又化生着人体的气，气弱则血行亦无力，于是她的月经既失去了物质上的保障，又失去了运行的动力，所以出现了月经的异常。

综上所述，女性的月经与肝、脾、肾三脏的关系都很密切，而一穴通调三脏的穴位就只有三阴交了。

脾经的三阴交，是属于中医针灸理论当中“十总穴”之一的，有所谓“妇科三阴交”之说。顾名思义，此穴对于妇症甚有疗效，凡经期不顺，白带、月经过多或过少、经前综合征、更年期综合征等，皆可治疗；另外此穴为足太阴脾经、足少阴肾经、足厥阴肝经交会之处，因此应用广泛，除可健脾益血外，还可调肝补肾，亦有安神之效，可帮助睡眠。

## 气血交汇站

为什么三阴交可以一穴通调肝、脾、肾三脏呢？

三阴交，在小腿内侧，当足内踝尖上 3 寸（四指并拢的横向宽度为 3

寸，亦称为一夫），胫骨内侧缘后方。三阴交，顾名思义，就是足三阴经相交会的部位。在中医经络腧穴理论中，有很多穴位是两条或者多条经脉相交会的地方，称之为“交会穴”。穴位所在的经脉为本经，而交会来的经脉称为他经。

但此时，就会有一个疑问，如果三阴交是足厥阴肝经、足太阴脾经和足少阴肾经这足三阴经交会的穴位，那么，当气血流至三阴交时，是向脾经方向继续流行，还是向他经方向继续流行，抑或向三经方向均有流行？

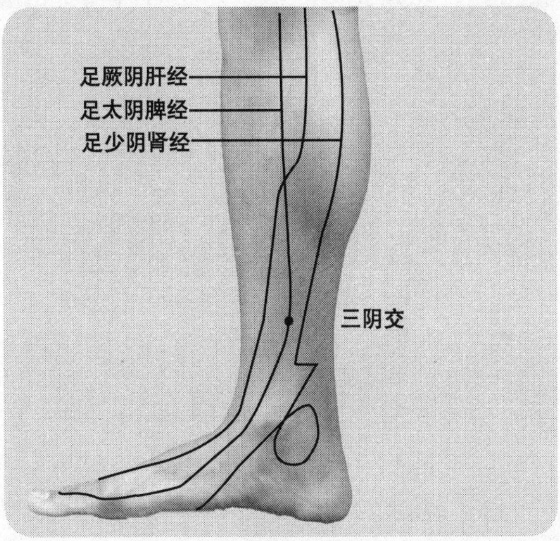


三阴交穴

回答这个问题还真有点难。我们可以用生活中的例子形象地比喻一下：比如北京的地铁，有 1 号线、2 号线、10 号线、13 号线等多条线路，在这些线路相交叉的换乘地铁站，就相当于是经脉上的交会穴。两条地铁并不是在同一个水平面上交会在一起，而是各自有各自的运行轨道，但换乘站有换乘通道，如果你想从 1 号线转乘 2 号线地铁，只需要经过换乘的通道即可，也就是说，交会穴处各经气血并不真正交会在一起，但却有特殊的通道能够让气血在特定的情况下，向特定的方向流行，或是产生特定经脉之间的气血沟通。而适宜的刺激方式，就是打开换乘通道大门的钥匙。

如果经常点揉三阴交，就可以促使气血在足三阴经中流转，也就激发了肝、脾、肾三脏的功能，从而使脾经通畅，促进运化，补益气血，血有所统；使肝经通畅，气机条达，血有所藏；更使肾经通畅，精气旺盛，五脏有根。从而理气养血，调经止带，呵护女性生殖健康。

然而，这就是身体自备的乌鸡白凤丸了吗?

还不完全是。三阴交只是一个起点，自下而上，经漏谷、地机，至阴陵泉止的脾经路径，才是完整的、适用于各种情况的智能型“乌鸡白凤丸”。

## 第三节　自带的终极美容法

还记得我们在前面“足三里”那一章中讲到的女性衰老开始的时间吗？对了，是《黄帝内经》里告诉我们的35岁，这个数字与现代研究是如此的吻合。日本有项研究表明，38岁是女性外貌的分水岭，内到激素水平、精神状态，外到皮肤纹理、发质，38岁前后都会有质的不同。

而恰恰是在30多岁的这个年龄，体内的激素分泌水平开始出现了下滑的趋势，要知道这些激素不仅与我们的生殖能力相关，还与其他重要的生理功能有着密切关系。高水平的雌激素和孕激素可以促进骨骼再生、辅助心脏功能、清洗血管中的胆固醇、刺激大脑产生可以使我们心情良好的血清素；而高水平的雄激素则会帮助肌肉细胞生长、保护我们的心脏细胞免受毒素侵害，并将我们的新陈代谢维持在一个较高的水平上……看看下面这组数字吧！

雌激素：45岁左右下降30%，进入绝经期时，将直线下降。

孕激素：35～50岁期间，将减少75%。

雄激素、脱氢表雄酮及生长激素：25～50岁期间，将减少50%，75岁以后完全缺乏。

血清素、褪黑素：25～40岁期间少量下降，然后会直线下降。

于是，越来越多的女性在这个年龄段遇到了难以解决的尴尬问题：无论花多少钱在脸上，做多少面子功夫，却总是与青春美丽相距得越来越远……

## 生殖功能的晴雨表

我有一个女性患者，年龄恰恰是35岁。第一次来诊时，给我印象比较深刻的就是她的下颏。一般看中医，女士都不化妆，为的是让大夫看到真实的面色，而她却扑了一层厚厚的粉底，仍然遮不住下颏处若隐若现的痘印。

我见她第一句话就问："是不是月经不正常？"

她惊愕地问："你怎么知道？"

"你脸上写着呢！"要知道医生的眼光就是犀利，化了妆我也能看出来。从哪里看出来的呢？

女性脸上长痘，不同的部位代表不同的脏腑问题。例如前额长痘，多属思虑过度，心火上延，多伴失眠多梦、心烦意乱的症状；鼻周长痘，多属脾胃湿热或胃肠有热，多因饮食不节、嗜食辛辣所致；两颊长痘，多与肝气不舒、肺气不宣有关；而下颏属肾，代表了生殖功能。

我的一番解释也引出了她新的困惑："我18岁青春期时脸上光亮着呢，都没长痘，可不知怎么了，这30多岁，孩子都大了，怎么倒此起彼伏，没完没了呢？"

"18岁时脸上长的痘，那叫青春痘，基底部硬而大，红肿明显，那是青春'来'的标志，就像年轻人不安分的心一样，总是在那里蠢蠢欲动，青春痘出现的主要原因是体内的雄激素分泌过于旺盛，刺激毛囊产生炎症。而现在你长的痘，那叫成人痘，基底较平，红肿不明显，这是青春'走'的标志，其出现的主要原因是体内雌激素分泌水平下降，导致雄激素与雌激素比较起来相对过亢，继而刺激毛囊产生炎症。"

"那为什么单单在下巴上长呢？"她继续问道。

"在中医经络理论中，任主胞胎，即任脉主管女性的生殖功能。任脉起于两肾之间、女子胞的位置，也就是现代解剖上理解的子宫、卵巢等女性内生殖器处。经前阴与后阴之间出于体表，沿腹部正中线上向循行，恰恰终止在下颏。任通于妊，有妊养的意思，当主管生殖功能的任脉气血波动时，下颏上的痘也此起彼伏了。你生过孩子，是不是在怀孕期和生育后相当长一段时间，腹部正中脐以下都有一条明显的色素沉着带？那就是任脉了。”

中医经络理论，就是从千百年的医学实践中来的，我们的祖先看到了“下颏长痘”这样的现象，也总结了“任脉终止于下颏”这样的规律，更给我们留下了留住青春、让生殖功能健康旺盛的解决方案，当然这也就是女性美容的终极方案了。

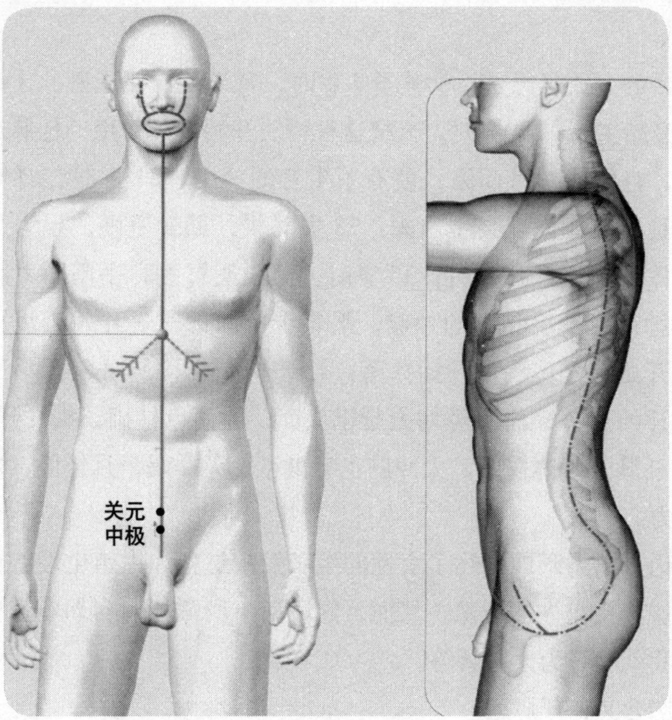

任脉循行

## 终极美容方案

了解这个终极的美容方案，我还真费了一番工夫，因为古代的文字记载现代人未必能完全读懂，要么有人点拨，要么靠积累慢慢去悟到。

这个解决方案，其实就写在下面的这段话中：

女子七岁，肾气盛，齿更发长。

二七而天癸至，任脉通，太冲脉盛，月事以时下，故有子。

三七，肾气平均，故真牙生而长极。

四七，筋骨坚，发长极，身体盛壮。

五七，阳明脉衰，面始焦，发始堕。

六七，三阳脉衰于上，面皆焦，发始白。

七七，任脉虚，太冲脉衰少，天癸竭，地道不通，故形坏而无子也。

这段话的大致意思是：女孩子7岁时，肾气就开始旺盛，牙齿开始换了，头发开始生长；14岁时，天癸这种物质开始发挥作用，任脉通畅，太冲脉旺盛，月经能按月而来，就有了生育的能力；21岁时，肾气就开始平衡、平稳了，智齿就会生出来；28岁时候，筋骨坚硬，现为头发长到极点，身体也到最强壮之时；35岁时，足阳明胃经，手阳明大肠经——这两条经脉循行于手和脚的外侧，汇聚于头面部——开始衰竭了，所以女子面容开始憔悴，头发开始掉落；42岁时，三阳脉（包括手三阳和足三阳）都开始衰落，而阳经均上行于头面，故面色枯槁，头发开始白了；49岁时，任脉开始虚弱了，太冲脉也衰微了，天癸竭，月经停，也就丧失了生育能力。

这段话如此清晰地描述了女性的生长发育过程和生殖生理特点，让我由衷地佩服我们祖先的智慧。然而，这段话中所藏的内容却不容易理解透彻，现在我就一一为大家解答。

第一层含义：任脉通。

女性的生殖功能的产生和协调源于“天癸”这种特殊物质的到来和旺盛，这可以简单等同于现代医学所认识的“性激素”，而“天癸至”的条件是“任脉通”。如何通畅任脉呢？别急，我后面会告诉大家。

第二层含义：太冲脉盛。

太冲脉，即奇经八脉中的冲脉。冲脉与足少阴肾经并行于下肢与下腹部，肾经在下腹部紧贴于任脉两侧循行。冲脉被称作“血海”，有通行溢蓄全身血气的作用，其旺盛程度自然与肝、脾、肾三脏的功能盛衰密切相关。所以，通畅足三阴经自然成为“太冲脉盛”的方法与条件。

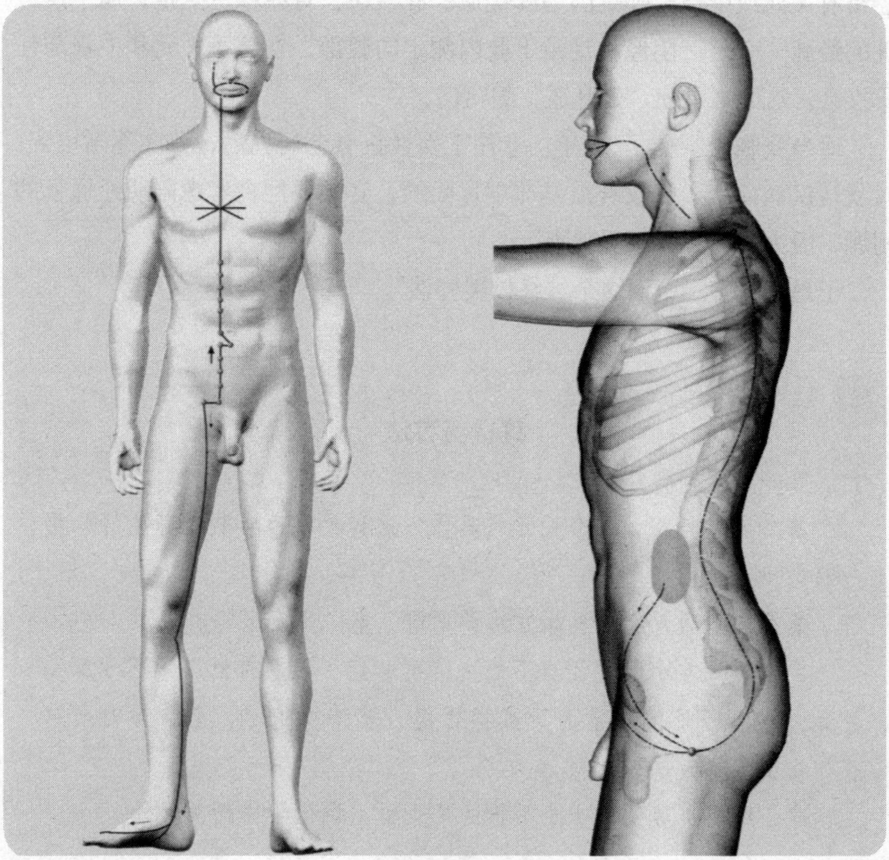

冲脉循行

第三层含义：阳明脉不能衰。

“天癸”竭，则生殖功能停止，青春不再。“天癸”衰，是从“阳明脉衰”开始的，于是通畅阳明经脉，旺盛阳明经气血，就是延缓衰老、保留生殖功能的重要方法。

初学经络时，我不明白为什么三阴交有“妇科三阴交”的美誉，那是因为它可以通调足三阴经，进而旺盛肝、脾、肾三脏功能，使“太冲脉盛”。

跟爷爷学习时，我不明白为什么爷爷在治疗妇科病症时，针灸处方中经常有关元或中极，那是因为脾统血、肝藏血、肾藏精主生殖，属于这三脏的经脉——足三阴经从足沿下肢内侧走向腹部，在脐下关元和中极与任脉交会，这原来是使“任脉通”的窍门。

而当我临床工作了10年、专注于女性抗衰老研究后，我才逐渐悟到：对女性疾病而言，仅仅补益是非常片面的，必须要配合考虑阳明经通畅的问题，因为不能让“阳明脉衰”。

于是，就有了下面这个“终极美容法”。

程氏针灸之

**终极美容法**

第一步：补脾经。

第二步：灸关元或摩关元（具体方法详见《百年程氏养生经》第一部）。

第三步：通胃经（具体方法详见前一章“足三里”）。

每天坚持在小腿内侧自下而上点揉脾经，在腹部肚脐下三寸摩热关元，在小腿外侧自上而下点揉胃经，坚持得越早、坚持得时间越长，收获就越大。

这个终极美容法有一个不错的广告语：调治于内而美于外。

# 十二井穴

## ——手足指、泄热穴、经络毒、刺血排

### 第一节　经络排毒有妙法

前面的章节中，我们提到了中医中“毒”的概念，相对外在环境对人体有害的物质——外毒而言，内毒，则指的是人体内的代谢产物、不能利用的垃圾物质。而人体排除内毒的方式有多少种呢？前面简略介绍了一下，这里给大家详细讲讲吧。

第一种排毒方式是呼吸。这个很容易理解，用现代的语言描述就是吸入氧气，呼出二氧化碳。二氧化碳当然是人体不能利用的废物喽，可以称为毒吧。但我更习惯用中医的语言描述成：吸入自然界的清气，呼出体内产生的浊气。为什么是清与浊呢？因为呼出废气不光有二氧化碳，还有很多人体不能利用的废气或有害物质，当然也带出了一些水分。然而，从另外一个角度上想想，我们吸进去的都是清气吗？好像还有尾气、二手烟，甚至还有沙尘，而这些都是我们无法通过正常呼吸排出的废物，所谓外来之毒啊！这警告我们，在我们呼出废气、排毒的同时，也在“吸毒”啊！

第二种排毒方式是二便（大便与小便）。这个前面也讲过了，不过要说明的一点是现在很多人的排便可是不够通畅啊。要知道宿便在体内多停留一天，就会有大量对人体有害的有毒物质通过肠系膜重新吸收进入血

液，这也是一种“吸毒”吧！这些重新吸收回人体的毒，又要通过什么途径排出呢？想一下都觉得可怕，日久天长，这身体里流淌的还是血吗？

第三种排毒方式是出汗。提倡运动养生的人经常这样说：我们需要一周出一次大汗、三次小汗。我觉得不够准确，任何养生方法都要因人而异，身体健康的中年人的确可以如此，但如果是大病初愈者，或是年老体弱者，就不适合了，而对那些本就有心脏问题的人来说，这种养生方式甚至可能成为杀手。而且什么叫大汗、什么叫小汗，概念也不清晰啊。我理解所谓大汗是额头能够滴下汗珠，所谓小汗是拿手指肚一抹，可以感觉到湿润。对身体健壮的人来说，怎么运动都可以，但对于体虚年老者，我比较推崇散步，因为散步可快可慢，可长可短，可以因个人体质情况的不同而进行自我调节。不管出大汗还是小汗，中医认为都是因为身体阳气得到振奋，使毛孔打开，迫津外泄所致，自然就可以由内而外排出部分人体内毒，可问题是现在许多人出汗越来越少了。

第四种排毒方式是月经。这种方式只有女性独有了，每月一次，定时而来，排出身体废血，激发造血机能，甚至还有助于早期发现疾病，种种好处不言而喻，但女性朋友们还是把它称为“倒霉”，而不以“例假”的眼光看待这种天赐的自身调节机制。我在给女性治疗疾病时，不管是不是月经病，都会按照月经周期去用药、用穴，这样做的好处是与女性自身的生理周期相吻合，有利于排出内毒，疗效自然也就好了很多。嘿嘿，做医生的小窍门，切勿外传啊。

终于说到第五种排毒方式，这才是本节的主角——经络排毒。

经络也能排毒？经络在哪里排毒？我们怎么没看见？

瞪着大大眼睛的你，也许会问这一连串的问题。别着急，在给你讲道理之前，先给你讲几个小故事吧。

## 少泽刺血·目赤肿痛

记得是在我上小学三年级的时候，北京当时暴发流行“红眼病”，也就是急性的结膜炎，开始学校里只是一两个同学发病，后来越来越多的同学眼睛又红又肿，老师一看，这样不成啊，马上命令所有得了病的同学回家休息治疗，好了再回来上课。

不幸，我也感染了，不过我当时还是挺高兴的，因为可以回家不用上学了嘛。顶着红肿的眼睛早早地回家，爷爷自然要问个究竟，然后不由分说，拿针就在我的手小指外侧刺了一下，挤出两滴血来。你一定会问疼不疼，说不疼那是假的，不过我早忘了当时疼痛的感觉了，只是清楚地记得，当爸爸晚上下班回来时，我的眼睛已经不肿了。结果，第二天就被命令回学校上学去，唉，生在中医世家，想逃几天课都不成啊!

到了学校，老师很奇怪，不是昨天眼睛肿了发病了吗，应该休息几天啊，怎么这么快就好了？哈哈，刺血排毒了嘛。

那爷爷给我刺的是哪个神奇穴位呢？这就是少泽穴。

少泽，手太阳小肠经的第一个穴位，在手小指内侧指甲根角处。小肠经循行终止于内外眼角，太阳又主表，当外感风热引起头痛、目肿，甚至发热时，都可以刺少泽以泄热，迅速缓解红肿热痛等外感风热的症状，而这种经络之中郁滞的热邪就可以称为毒了。

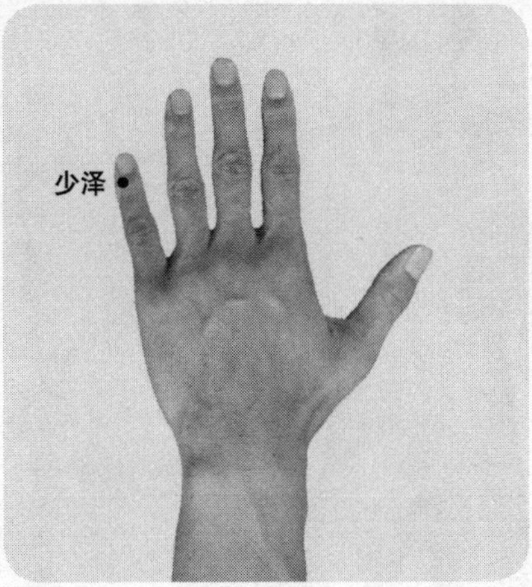


少泽穴

小贴士

## 手太阳小肠经

《灵枢·经脉》：小肠手太阳之脉，起于小指之端，循手外侧上腕，出踝中，直上循臂骨下廉，出肘内侧两骨之间，上循臑外后廉，出肩解，绕肩胛，交肩上，入缺盆，络心，循咽下膈，抵胃，属小肠。

其支者：从缺盆循颈，上颊，至目锐眦，却入耳中。

其支者：别颊上（出页），抵鼻，至目内眦（斜络于颧）。

释义：手太阳小肠经起于小指外侧端（少泽），沿手背外侧至腕

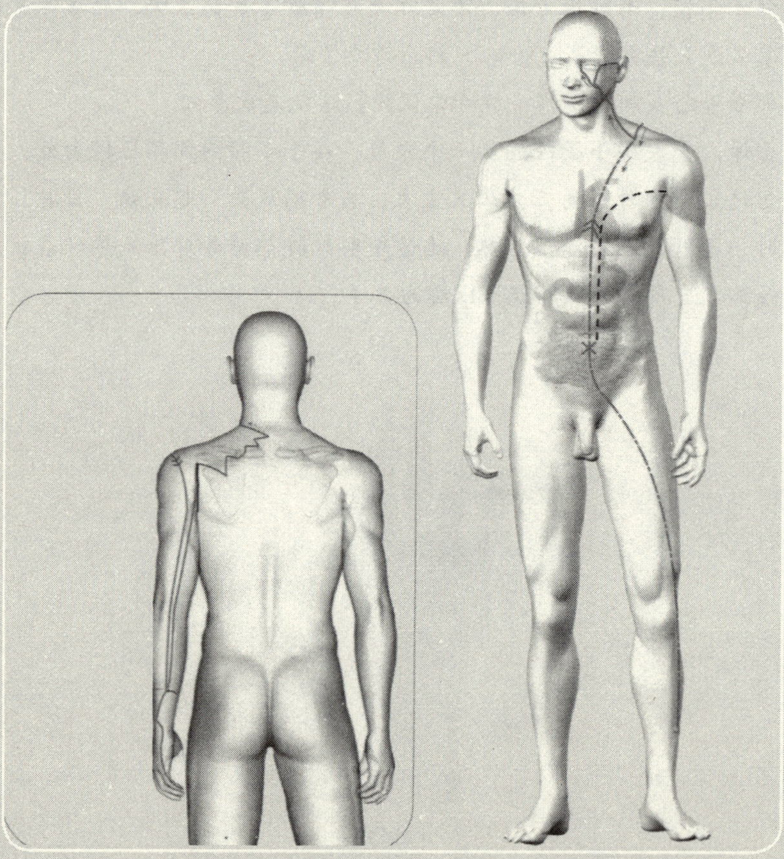

手太阳小肠经循行

部，浅出于尺骨茎突中间，直上沿前臂后缘，经尺骨鹰嘴和肱骨内上髁之间，到上臂外侧后缘，经肩关节后下方，绕肩胛与督脉交会于大椎，折入锁骨上窝，在此分为两支：

一支入胸络心，沿食道过膈膜，经胃属小肠；

另一支沿颈侧，上颊部到外眼角，折入耳中（听宫），到眼内角（睛明），交足太阳膀胱经。

病症主治：少腹痛、耳聋、目黄、咽喉肿痛、面瘫、肩臂外侧及经脉所过部位的疼痛诸症。

## 少商刺血·咽喉肿痛

慢性咽炎是每一个教师的职业病。很不幸，我也有。

那是刚毕业留校任教的时候，正巧赶上教研室里好几位教师都有出国任务，我就承担起了三个班的课程，又因初学乍练，不知道保护嗓子，没一个学期，咽喉就肿得说不出话来，然后就落下了一个慢性咽炎的毛病，每到秋季，或是说话过多时，就咽痒不止，还伴有说话时呛咳的气逆症状，很影响工作。

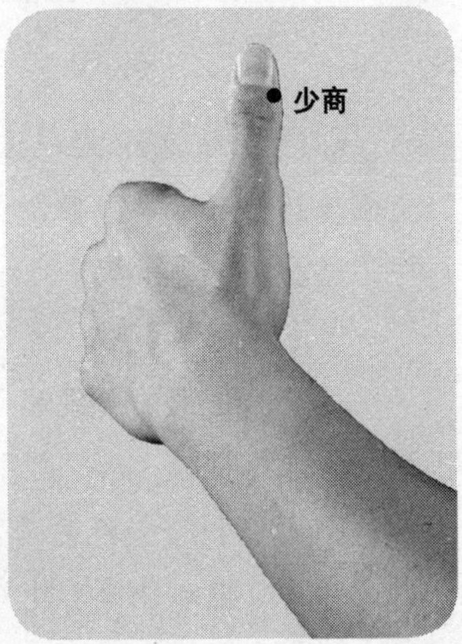

少商穴

自己做医生，当然要用自己的方式解决问题。每当我咽痒、咽痛时，我就在少商刺血，这个效果是立竿见影的：少商在手拇指外侧指甲根角处，治疗时一般要刺双侧的少商，刺的时候我会同时做吞咽的动作，很有意思的是，刚刺完一侧少商，立刻同侧的咽喉处就有了轻松感和润泽感，再刺另外一侧，马上另一侧咽喉也轻松了……

有一次，我去北京广播电台交通台做直播节目，是王一的《有我陪着你》晚间档，谁知下午讲课后嗓子就一直不舒服，开车到广播电台门口时，咽喉越来越疼了，一说话就有种要呛的感觉，怎么办呢，我也没带针具。想了想，就地取材，自己的手就是最好的工具，于是我用指甲用力掐少商穴，不过三分钟，咽喉就一片清爽，让我坚持做了整整一个小时的直播节目，少商穴真给面子啊！

为什么少商有这样神奇的作用呢？这与手太阴肺经的循行路线有关。“肺手太阴之脉，起于中焦，下络大肠，还循胃口，上膈属肺，从肺系，横出腋下……”“从”，就是沿着、经过的意思。“肺系”，指的就是咽喉处，气管、支气管的部位。既然经脉经过咽喉处，当然在经脉终末的穴位上刺血，就可以清泄肺热了。

小贴士

**手太阴肺经**

《灵枢·经脉》：肺手太阴之脉，起于中焦，下络大肠，还循胃口，上膈属肺。从肺系，横出腋下，下臑循内，行少阴、心主之前，下肘中，循臂内上骨下廉，入寸口，上鱼，循鱼际，出大指之端。

其支者：从腕后，直出次指内廉，出其端。

释义：手太阴肺经起于中焦，向下联络大肠，再上行至胃，通过横膈，连属于肺，从“肺系”（气管、喉咙）横行出来，向下沿上臂内侧行于心经和心包经的前面，向下到肘窝中，沿着前臂内侧的前缘，进入寸口（桡动脉搏动处），经过鱼际，沿鱼际边缘出拇指桡侧端（少商穴）。

有分支从腕后分出，绕背侧到食指桡侧端，交于手阳明大肠经（商阳）。

病症主治：咳嗽、气喘、胸部胀满、咯血、咽喉肿痛、伤风与经脉所过部位的疼痛诸症。肺向下络大肠，故本经穴位还可以治疗大肠的疾患。

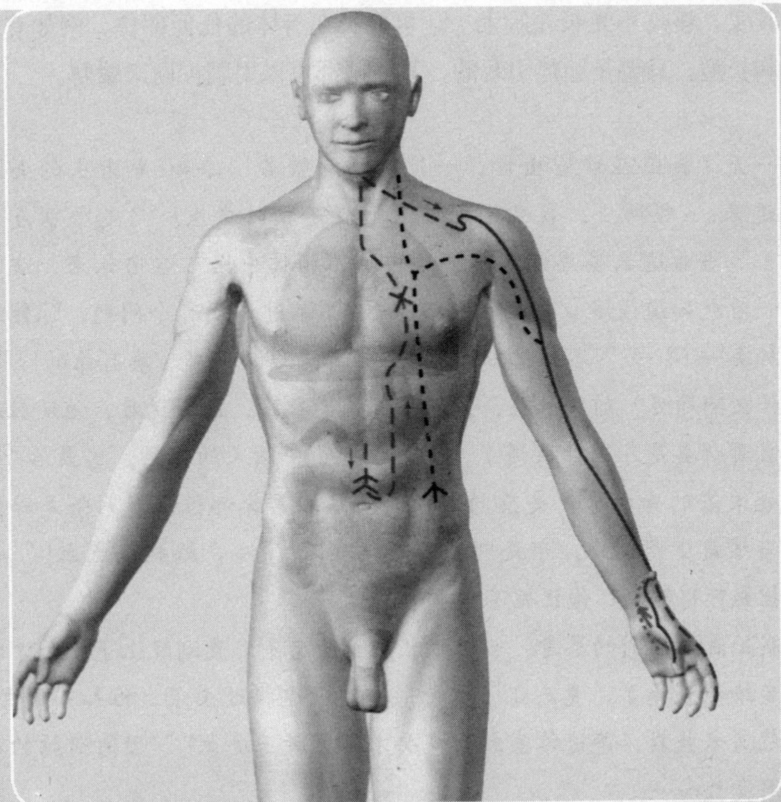

手太阴肺经循行

## 少商刺血·颜面痤疮

面部长痘痘，少商也是主力军啊！

痘痘长在脸上不同的部位，代表了相应脏腑功能的异常变化，例如，前额长痘多为心火上延、思虑过度引起；鼻周长痘多与饮食不节、嗜食辛辣相关；左侧脸颊长痘代表肝胆火盛、脾气急躁易怒；右侧脸颊长痘代表肺火炽热、外感风热；而下颏长痘，则多与肝肾功能不足、内分泌失调有关。

不同的部位有不同的选穴处方治法，而针对那种分不出最严重的部位、判断不出是哪个脏腑问题的“满面痤疮”，少商应该是个不错的选择。这是因为肺主皮毛，少商泄了肺热，自然也就能治好由于肺热引起的颜面痤疮。

其实，痤疮不光长在脸上，还可能长在身体的任何部位，例如有些人在前胸长痘，只要是肺热引起的，其症状都可以用刺少商来缓解。

一天，我正在诊室出诊，一位老患者带着一个40岁出头的女同志走了进来："程博士，我从国外回来，我不相信中医！只是陪朋友来看看……"当着这么多患者的面，喊出"不相信中医"这句话来，这莽撞劲，一看就知道没多少中国文化背景了。"不过，我有个问题，你能不能帮我解决一下……"不相信中医，还让我帮着解决问题，真有你的！

什么问题呢？前胸长痘，穿不了低胸的衣服，说着说着，她还拉起领口给我看，真是在国外待惯了，完全没有了中国人的腼腆。怎么治疗呢？透过她浓浓的香水味中夹杂的烟味和长痘的具体部位，我判断是肺热引起，当然是少商刺血。于是叫过一个学生来："去，给她放点血！"一句话，把她吓得够呛！谁让她不尊重中医。

我忙着治疗别的患者，一转眼就把她给忘了，直到晚上下班时才想起来，光给她刺血了，竟忘记了收费。事情就这样过去了，谁知一周之后，她突然又来找我，一进诊室就大声要求"再放三次血！"因为前胸的痘居然一周没长……

## 商阳刺血·便秘鼻衄

现代人吃得太好了，营养过剩不说，还经常吃一些容易生痰生热的食物，弄得口气很重、鼻周红肿、长痘、大便干结，看来管住嘴并不是很容易的一件事啊。

我有一个患者就是这样，初诊时是为了治便秘而来，扎了几次效果不错，便秘大为缓解了，谁知症状忽然莫名其妙地加重了，大便三日未行，苔黄舌燥，一摸脉，弦滑有力，这弦是指脉像摸起来像摸在琴弦上的紧绷绷的感觉，滑则是指脉象来往滑利，这可是实证（指经脉气血过于旺盛）的脉象，为什么呢？正犹豫思考间，她突然大呼小叫起来，原来是鼻子流血了。手忙脚乱地堵住了流血的鼻孔，才道出了实情：原来是这几天一直在吃荔枝。嘴馋了吧，本就肠热而燥，她还往干柴上浇烈油，生怕烧得不旺。

治疗这种实性上火，穴位刺血最是得心应手。便秘属大肠经症，那我就在大肠经的首穴——商阳刺血吧！商阳，在食指的外侧指甲根角处。

你说奇怪吧，这边刺了血，那边即刻鼻子就不流血了。

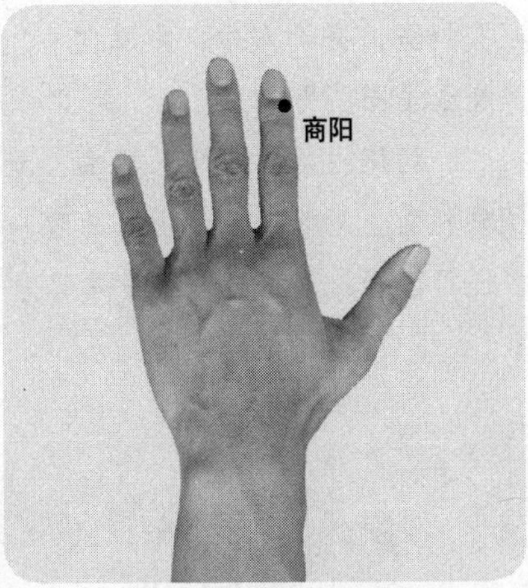

商阳穴

小贴士

**手阳明大肠经**

《灵枢·经脉》：大肠手阳明之脉，起于大指次指之端，循指上廉，出合谷两骨之间，上入两筋之中，循臂上廉，入肘外廉，上臑外前廉，上肩，出髃骨之前廉，上出于柱骨之会上，下入缺盆，络肺，下膈，属大肠。

其支者：从缺盆上颈，贯颊，入下齿中；还出挟口，交人中——左之右、右之左，上挟鼻孔。

释义：手阳明大肠经起于食指末端桡侧商阳穴，沿着食指桡侧向上，通过节一、二掌骨之间（合谷），进入两筋（拇长伸肌腱和拇短伸肌腱）之间的凹陷处（阳溪），沿前臂桡侧至肘外侧（曲池），再沿上臂外侧前缘，上走肩端，沿肩峰部前缘，向上出于颈椎（手、足三阳经交会处大椎穴），下入锁骨上窝（缺盆），在此分两支：

一支进入胸腔络肺，通过膈膜连属大肠。

另一支由锁骨上窝上行，经颈部到面颊，进入下齿槽中，出来夹口旁，交于人中，左脉向右，右脉向左，分布于鼻孔两侧（迎香），交于足阳明胃经。

病症主治：腹痛、肠鸣、泄泻、痢疾、便秘等肠道疾病，以及咽喉肿痛、牙疼、流清涕、鼻塞与经脉所过部位的疼痛等症。本经穴位还可以治疗外感畏寒、发热等表证与浅层皮肤病。

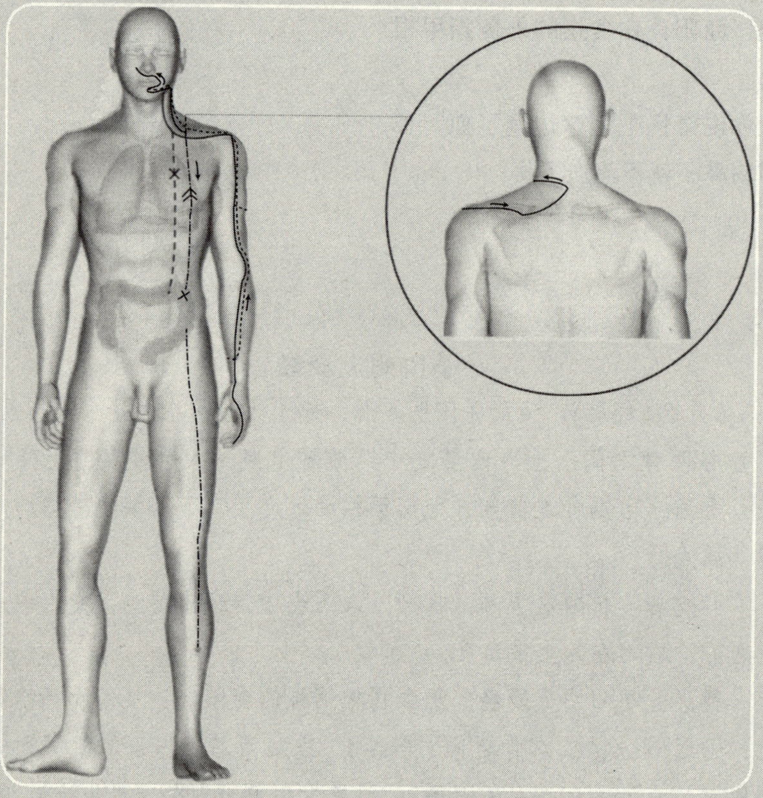

手阳明大肠经循行图

## 关冲刺血·日常保健

自从我在北京电视台科教频道《养生堂》节目中演示的穴位刺血治病的方法后，越来越多的人喜欢上了这种方法，几乎每周都会有人在我的博客里留言，告诉我在穴位上刺血治好了他们的病症，以至于来门诊找我看病的患者中有相当多的人主动要求刺血，甚至其中有一部分人根本没有明确的目标，只是为了养生保健而来。

平时身体没问题，也可以用穴位刺血吗?

谁说平时你的身体没问题，你的身体不是每天都在排毒吗? 你的身体每天不都在“吸毒”吗? 准确地说，我们的身体每天都处于产生毒、吸收毒、排出毒的动态平衡之中，这个平衡调节得好，身体就健康；这个平衡调节得不好，疾病就来找。穴位刺血，可以帮助你找到这个平衡，或者让你轻松保持这个平衡。

我的身体还算健康吧，但每天的工作压力真的很大，学校上课、带研究生、做科研课题暂且不说，就说这每周三个半天的门诊吧，可真是工作量巨大。虽说是半天，基本上是从中午 12 点一直扎针扎到晚上 8 点，快赶上别人一天的工作时间了。要照顾 60 多个患者，针差不多要扎到 1000 根以上，甚至没时间运动和休闲，能按点吃上饭就不错了。像我这样处于繁忙工作状态的人，在现代社会中可不在少数，那么，这个群体又该如何保持身体的动态平衡呢?

一天，门诊快下班了，我一看病人都走得差不多了，就把学生叫过来给我穴位刺血。这是我每周固定必做的一件事，一是缓解疲劳、促进代谢、调动身体的内在机制，通过经络排毒保持身体内部的动态平衡；二是通过血的颜色也可以判断一下身体的状态和问题，例如：血色过于鲜红，出血量大，多为内热之象；如果血色晦暗，甚至暗黑明显，出血不畅，则是血淤郁滞所致；而如果血少色淡，是为气血不足。

正巧，一个病人下了班赶来针灸，进门看到我在刺血，惊诧地问我：“您也要刺血啊！”

当然，我也是人嘛，我也需要养护我的身体啊！这简便、有效而安全的保健方法，既然每天都推荐给别人，为什么自己不先享用呢? 说实话，我推荐给大家的经络穴位养生保健方法都是我日常生活中实践过、多次证明有效的方法啊，这就是为什么实用的原因。

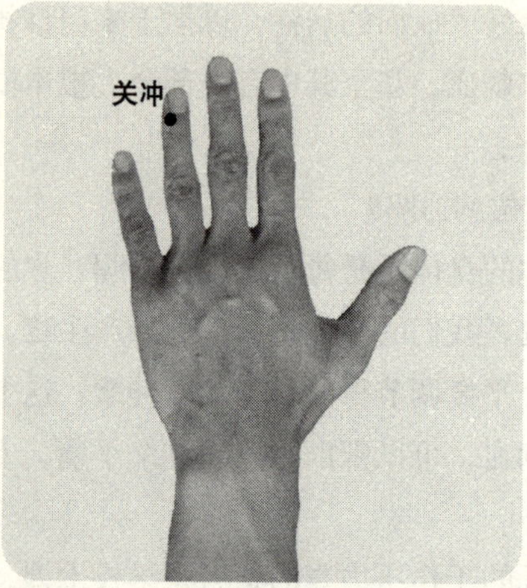

关冲穴

都是刺血，刺哪个穴位很是讲究的，我会根据自身的感受来判断哪条经脉郁滞阻塞或功能过于亢进，如果没有什么不适感觉，至少也要刺一下手无名指内侧指甲根角处的关冲，因为这是手少阳三焦经的起始穴位，三焦为气和水通行的通道，可以调畅人体气机，改善循环状态，用现代语言描述就是加速新陈代谢。

小贴士

### 手少阳三焦经

《灵枢·经脉》：三焦手少阳之脉，起于小指次指之端，上出两指之间，循手表腕，出臂外两骨之间，上贯肘，循臑外上肩，而交出足少阳之后，入缺盆，布膻中，散络心包，下膈，遍属三焦。

其支者：从膻中上出缺盆。上项，系耳后，直上出耳上角，以屈下颊至（出页）。

其支者：从耳后入耳中，出走耳前，过客主人，前交颊，至目锐眦。

释义：手少阳三焦经起于无名指末端关冲穴，向上行于小指与无名指之间，沿着手背出于前臂外侧桡骨和尺骨之间，向上通过肘尖，沿上臂外侧上达肩部，交出足少阳胆经的后面，折入锁骨上窝，分布于胸中，在此分为两支：

一支联络心包，穿过膈膜，从胸至腹，历属上、中、下三焦；

另一支从胸向上，出于缺盆上走颈部，沿耳后直上，出于耳上方，再下行至面颊部，到达眼眶下。并有一小支从耳后进入耳中，出于耳前，与前支交叉于面颊部，到达外眼角，交于足少阳胆经。

病症主治：耳聋、耳鸣、目赤、咽喉肿痛、偏头疼和神志病以及经脉所过部位的疼痛等症，同时还可以治疗热病、肩臂外侧疼痛、胁肋疼及肝胆疾患。

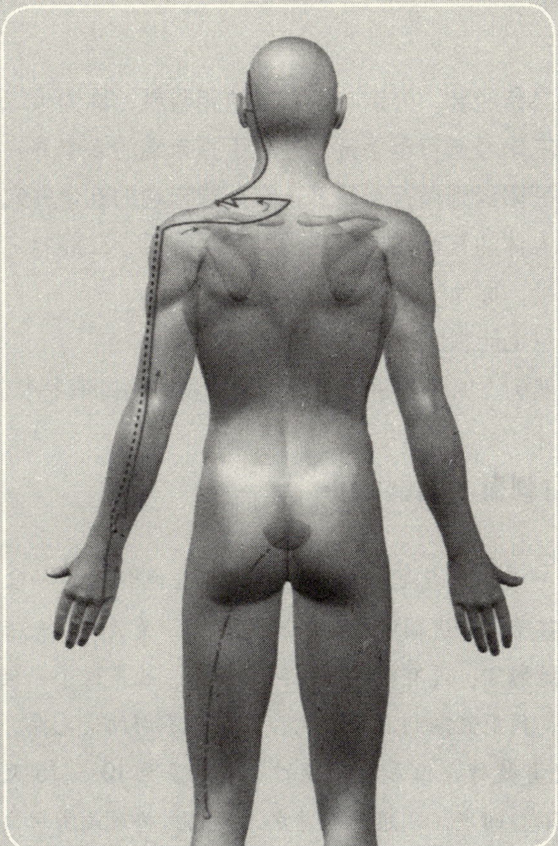

手少阳三焦经循行

# 第二节　脚上穴位也放血

人体有十二条经脉，分别与十二脏腑相联属，称为十二正经。其中有手三阴经和手三阳经循行至手部，并在手指末端的6个井穴气血交接。而足三阴经和足三阳经则循行至足部，在足趾末端的6个井穴气血交接。在经络理论中，人体的气血按着固定的次序运行于十二经脉之中，两两经脉之间的气血接续，称为气血交接。

脚上的穴位也能刺血？

当然！虽然刺血时不如手上操作起来方便，但却有特殊的治疗效果。

## 隐白刺血·崩漏立止

两年前的一天，是在七八月份吧，门诊其他科室的一位年轻医生带来了一位年轻女孩子，一进门就感觉她脸色不好，黄黄的，一点都不红润，走起路来也是气短懒言、没有精神。一问才知道，她是这个年轻医生的高中同学，家在南方，利用假期到北京来玩，有月经不调的老毛病，虽然每次间隔大约28天，还算规律，但每次带经的日子常多至10～15天。这次来京正赶上经期，本不当回事，不想可能是水土不服，抑或是游玩太过劳累，没注意休息，本来应该逐渐减少的血量突然增多，一发不可收拾，这都20多天了，还淋漓不净。检查也做了，诊断为功能性子宫出血，止血针也打了，可血还是不停，血色素一个劲儿地往下掉，人也快支持不住了。这种状态，真怕晕在返家的火车上，知道我能治这个病，就来门诊求治了。

看外在表现是一派虚象，可一号脉却是虚实夹杂，有湿有热，看来是长年生活在湿热之地，湿热之邪阻滞经脉所致。功能性子宫出血在中医里称为“崩漏”。“崩”，形容血量过多；“漏”，形容淋漓不净。多与肝的藏血功能、脾的统血功能失常有关，而湿热之邪最易侵袭肝经、脾经。

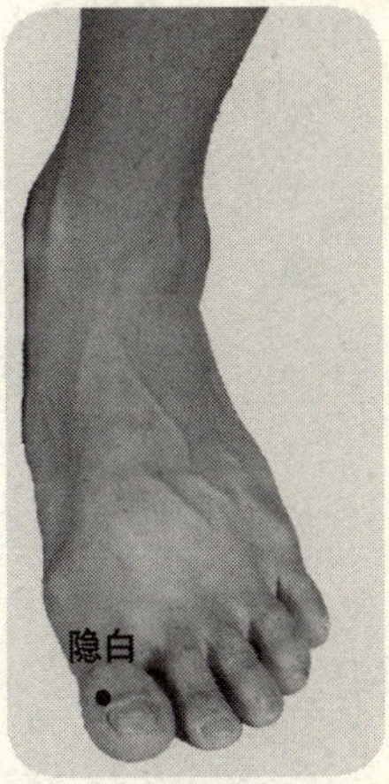

隐白穴

辨证明确了，治疗就简单了，在隐白刺血吧，每天一次，连续三天，配合针刺身体上一些有健脾利湿作用的穴位，如足三里、阴陵泉等。隐白，足太阴脾经的起始穴位，位于足大趾内侧趾甲根角处，脾主运化水湿，主统摄血液，而井穴又有清热泄热之功，所以用隐白就非常对症了。第一天刺血后，她的血量就明显减少了，到第三天时，血基本止住，脸上也有了一点血色，我又给她开了一剂调养的方药，嘱咐她尽快买票回家休息了。

可能你会问了，这一例是脾经湿热所致的，隐白刺血可以清利湿热、健脾统血，那么如果是单纯因虚引起的月经不止，没有湿热之象呢？

你可以把隐白刺血改为温灸隐白，单收健脾益气、摄血止血之功，疗效一样立竿见影。

小贴士

**足太阴脾经**

《灵枢·经脉》：脾足太阴之脉，起于大指之端，循指内侧白肉际，过核骨后，上内踝前廉，上踹内，循胫骨后，交出厥阴之前，上膝股内前廉，入腹，属脾，络胃，上膈，挟咽，连舌本，散舌下。

其支者：复从胃，别上膈，注心中（脾之大络，名曰大包，出渊腋下三寸，布胸胁）。

释义：足太阴脾经起于足大趾末端（隐白），沿着大趾内侧赤白肉际，经过大趾本节后的第一跖趾关节后面，上行至内踝前面，再上小腿并与肝经、肾经交会于三阴交穴，沿着胫骨后面上行八寸，交出于足厥阴肝经之前，沿下肢内侧进入腹部，属于脾，络于胃，通过横膈，进入胸部，夹食道两旁，连系舌根，分布于舌下。

并有一分支，从胃上膈，注于心中，交于手少阴心经。

病症主治：胃脘痛、腹胀、呕逆、嗳气、便溏、水肿、身体困重、舌根强痛等疾病，以及下肢内侧冷等经脉所过部位的疼痛病症。脾经与肾经在小腿内侧相会，故本经穴位还可以治疗泌尿系统及妇科病症。

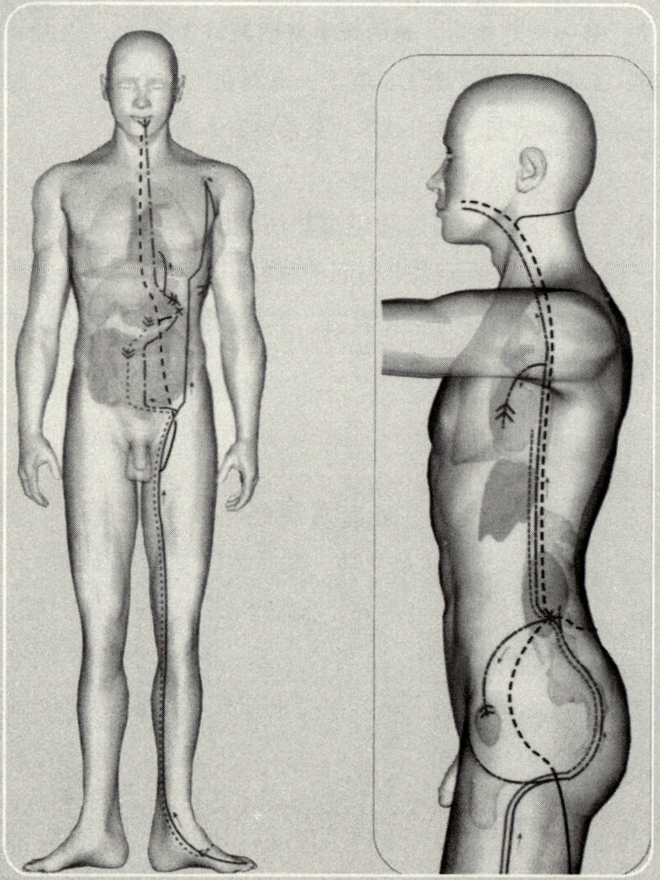

足太阳脾经

## 大敦刺血·阴部瘙痒

围绝经期综合征，又称为更年期综合征，是一种非常常见却又非常难治的疾病。说常见，是因为它基本上是所有女性朋友们的通病，是一种到了一定年龄就会有的身体状态；说难治，是因为它会莫名其妙地出现各种各样的症状，往往治好一个，新的问题又出现了，纠缠难愈。

针灸有助于身体状态的调节，而我的其中一个科研方向又是女性抗衰老研究，于是门诊有这种问题的女性患者也不在少数。其中有一位，给我印象特别深刻。

她五十上下，看起来比实际年龄要小，不像到了更年期的人。望闻问切一番之后，我低下头开处方，她轻轻拉了我一下，好像有什么要说，但却欲言又止。做医生久了，自然知道患者的心思，一定是因为旁边有别的患者在，有话不好说的，于是我就安排她到诊室里面做进一步检查，结果她小声告诉我："最近这段时间，前阴部痒得厉害，做了一些检查，都正常，外洗、内服的药也用了不少，就是不见效……"原来如此，阴道干燥、阴部瘙痒，甚至阴道炎症，是更年期女性的常见问题，这是由于激素分泌紊乱造成阴道内的PH值发生改变，原来的有益菌变成了致病菌，引发了炎症。

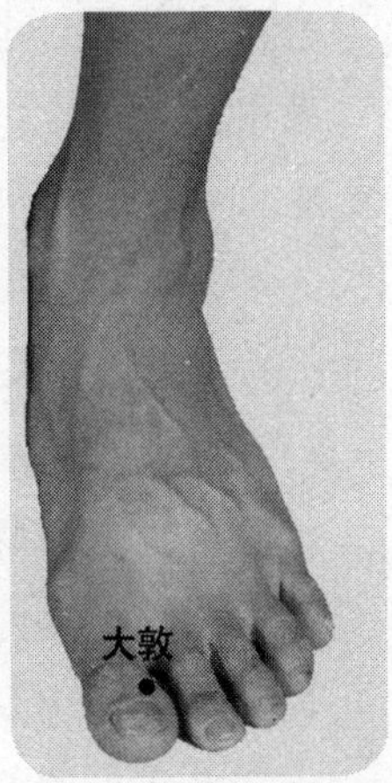

大敦穴

于是，我在她的更年期针灸治疗处方中又加了一笔：大敦刺血。结果只刺了一次，她就感觉到了清凉，三次刺血后，症状就基本消失了。

大敦，足厥阴肝经的起始穴位，位于足大趾外侧趾甲根角处，正好与位于内侧趾甲根角处的脾经隐白穴相对。为什么在这个穴位刺血呢？因为人体所有的经脉中，只有足厥阴肝经"环阴器"，当湿热之邪侵袭肝经时，就会出现阴部瘙痒的症状，而大敦刺血，可以清泄肝经湿热，而且显效很快。我记得多年以前曾经治疗过一个外交官，男同志，50多岁，在国外用抗生素导致阴囊湿痒，久治不愈，结果大敦刺血后不到一小时，就出现了阴部清凉的感觉，从而惊叹中医针灸之神奇，成为坚定的中医追随者。

小贴士

**足厥阴肝经**

《灵枢·经脉》：肝足厥阴之脉，起于大指丛毛之际，上循足跗上廉，去内踝一寸，上踝八寸，交出太阴之后，上腘内廉，循股阴，入毛中，环阴器，抵小腹，挟胃，属肝，络胆，上贯膈，布胁肋，循喉咙之后，上入颃颡。连目系，上出额，与督脉会于巅。

其支者：从目系下颊里，环唇内。

其支者：复从肝别，贯膈，上注肺。

释义：足厥阴肝经起于足大趾背面趾甲后（大敦），沿足背部上行，经过距内踝一寸处，向上至小腿内侧，内踝上八寸处交出脾经后方，上行膝内侧，沿大腿内侧，进入阴毛中，绕过阴部上达小腹，经过胃的两旁属于肝，络于胆再上行过膈，分布于胁肋部，沿喉咙的后面上入鼻咽部，连接目系（眼与脑的相通脉），向上出于前额，与督脉会合于头顶。在肝部有一支脉，过横膈，注入肺中，交于手太阴肺经。

病症主治：胸部胀满、腰痛、呕逆、遗尿、尿闭、疝气、小腹胀满、下肢内侧疼痛、头顶痛、头晕、高血压、癫痫、小儿惊风、目疾等疾病，以及经脉所过部位的疾病。

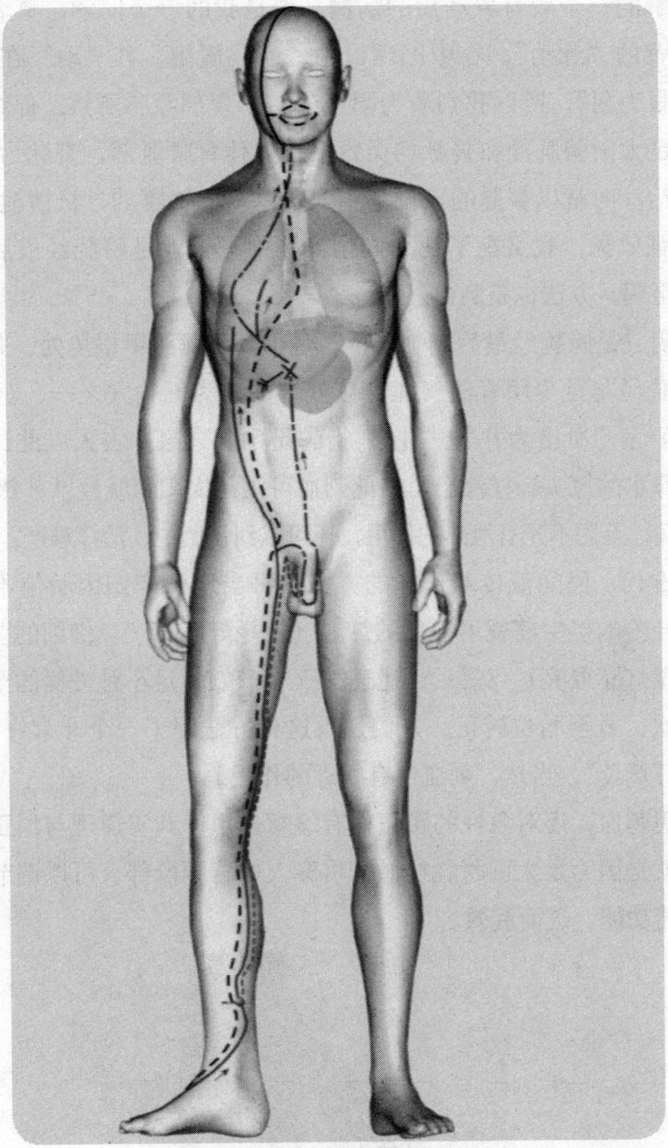

足厥阴肝经循行

## 至阴刺血·纠正胎位

读过《百年程氏养生经》第一部的朋友，也许还记得我在“大椎”那一节讲解的一个肩背耸动症的病例。那是我的一个同学，莫名其妙地出现了肩背的“耸动”，在中医理论中“动”属阳，其“动”在背部，“背为阳，腹为阴”，所以我判断为阳气郁结于背部经脉所致。郁结在哪条经脉呢？足太阳膀胱经和督脉均循行贯穿人体背腰骶部，督脉为阳脉之海，于是我治疗时就以督脉的大椎为主穴，以刺血拔罐的方法清泄一身之热。为了加强效果，我又配了几个穴位，其中一个就是膀胱经最后的一个穴位——至阴，方法也是刺血。

至阴，是膀胱经最后一个穴位，足小趾外侧趾甲根角处，井穴，是足太阳膀胱经与足少阴肾经气血交接处。井穴为五输穴之一，《灵枢·九针十二原》言“所出为井”；“井”，指的是山谷之泉，古人以此比喻气血到这里好像水的源头一样流出，在此刺血可泻足太阳膀胱经脉郁热。

其实，至阴不光有泄热的作用，还可以纠正胎位，治疗难产、胎位不正。

在古代，民间流传着这样的方法：每当遇到产妇因胎位不正而难产时，有经验的接生婆就用油灯的灯芯（就是灯芯草了，细细的茎，中空可以吸油做灯芯取亮）点燃后，迅速按灭在产妇的足小趾外侧的至阴穴，反复若干次，直至胎位转正。人们还给这种方法起了一个非常好听的名字，叫做“灯草灸”。当然，刺血也有相近的作用。

至阴刺血，还对急性的腰扭伤有缓解作用，其实道理与纠正胎位如出一辙，就是因为足太阳膀胱经循行贯穿人体背腰骶部，可以调节人体躯干部的脏腑功能，进而起效。

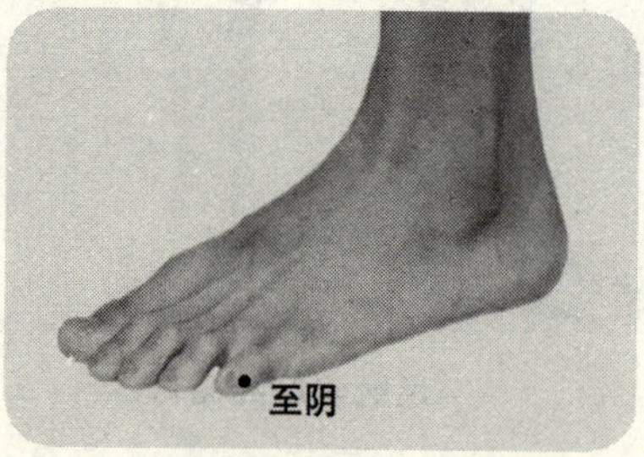


至阴穴

小贴士

## 足太阳膀胱经

《灵枢·经脉》：膀胱足太阳之脉，起于目内眦，上额，交巅。

其支者：从巅至耳上角。

其支者：从巅入络脑，还出别下项，循肩膊内，挟脊抵腰中，入循膂，络肾，属膀胱。

其支者：从腰中，下挟脊，贯臀，入腘中。

其支者：从膊内左右别下贯胛，挟脊内，过髀枢，循髀外后廉下合腘中——以下贯踹内，出外踝之后，循京骨至小指外侧。

释义：足太阳膀胱经起于内眼角（睛明），上行额部分布于头顶及耳上角，并由头顶进入颅内络脑，出项后分为二支：

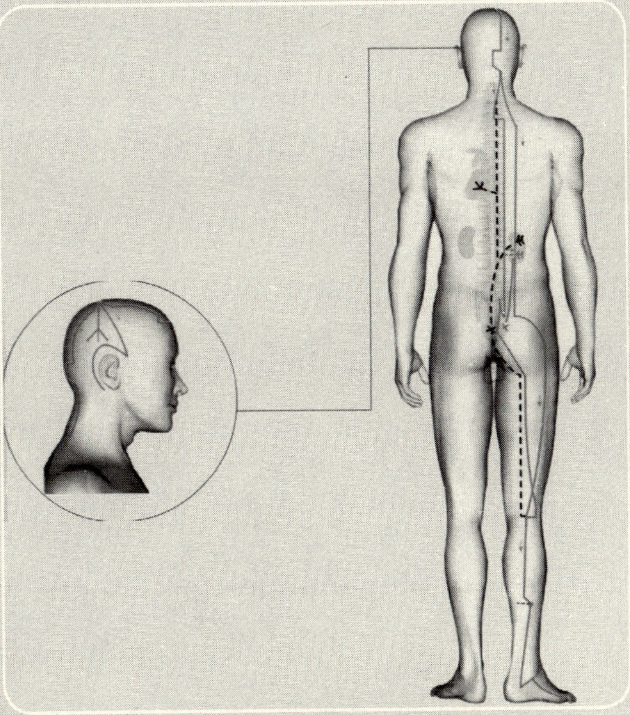

膀胱经循行

一支由项后下行到腰脊部（沿背中线旁开1.5寸），从腰脊部进入体内，络肾属膀胱，并从腰下行经臀部进入腘窝。

另一支由项部经肩胛下行到臀部（沿背中线旁开3寸），并下到腘窝与前支会合，然后下入排肠肌，经外踝后方，沿第五跖骨粗隆，到达小趾外侧端（至阴），交于足少阴肾经。

病症主治：头项强痛、腰脊痛及运动障碍、眼球胀痛、迎风流泪、鼻塞、多涕、小便不通、遗尿、疯狂及神志病，半身不遂、腘窝、腓肠肌、足小趾的疼痛及运动障碍。背部脏腑的俞穴，分别治疗有关脏腑疾患，并治疗经脉循行部位的其他病症。

## 第三节　排毒穴位大比拼

相信大家都知道一句话，叫做“十指连心”，我们常常可以从电视剧上看到古时审问犯人的时候，为了让犯人招供，就用竹签刺进犯人的手指内，犯人就会疼得昏死过去。相信很多大姐、大妈都做过针线活，也有过被针扎到手的经历。我们的手指感觉是十分的敏感的，如果不经意间手指碰到了什么伤害性的东西的话，我们有一个反射性的动作就是马上就会把手缩回来。

经络排毒的穴位多在手指末端，这些穴位被称为井穴。所谓井，是出水的地方。古人把经络中气血的运行状态理解为水流的状态，而井穴就是水流初始的地方。在这里针刺，可以对整条经脉的气血运行状态起到调节作用，而刺血则有清泄经脉郁滞之毒的作用。

井穴，一共有 12 个，均位于四肢末端、手指或足趾的指甲根角处，以应十二经脉。既然井穴是十二经脉各自的起始位置，那么必然是两两经脉气血交接的部位。人体直立于天地之间，自然状态下，手指和足趾处于较低的水平上，也是体内代谢产生的垃圾容易沉积的地方，在此刺血，对调节经脉气血运行、排出经络内毒，有特殊的意义。

那么，如何判断什么时候刺哪个井穴呢？

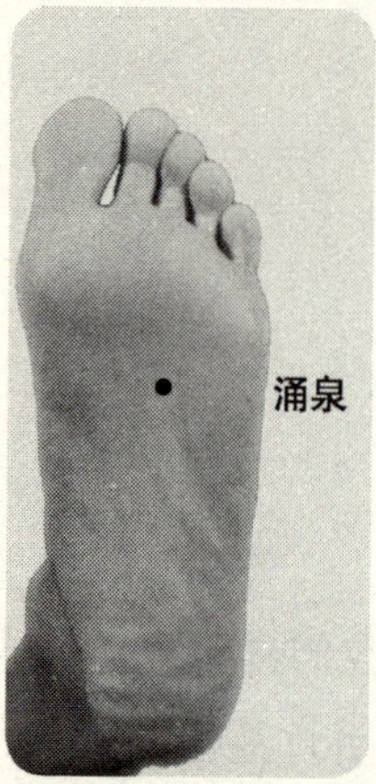


涌泉穴

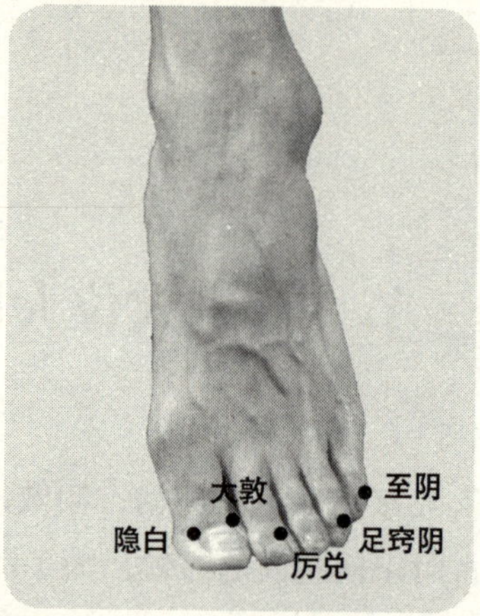


隐白、大敦、厉兑、足窍阴、至阴穴

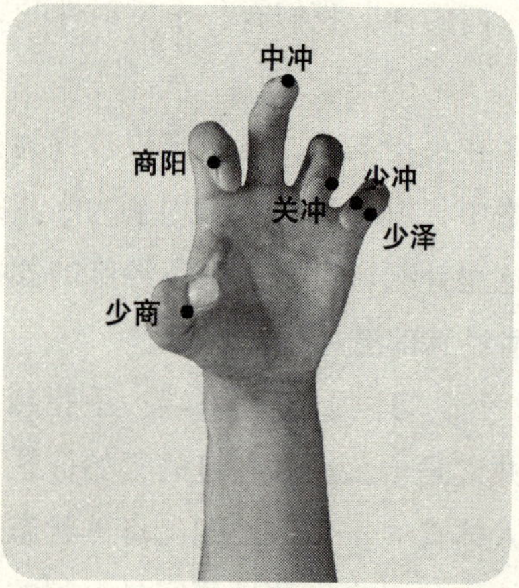


少商、商阳、中冲、少冲、关冲、少泽穴

程氏针灸之

**井穴刺血养生法**

少商：咽喉肿痛、咳嗽、感冒、发热、痤疮。

商阳、厉兑：便秘、鼻出血、咽喉肿痛。

关冲、足窍阴：头痛、情绪问题（生气或抑郁）、耳鸣。

少冲、中冲：烦躁、多梦、口舌生疮。

少泽：目赤肿痛。

大敦：阴囊湿痒。

隐白：月经不止。

至阴：腰痛、胎位不正。

涌泉：巅顶疼痛。

选择适当穴位，先搓揉使之充血，酒精消毒后，用一次性采血针点刺出血1～2滴，可泻经脉之热，祛体内之毒。微痛而卫生，方便而速效，小方法也可解决大问题。如果症状没有得到缓解，可隔日再刺一次。如果身体健康，日常保健，可以一周刺一次关冲穴。

提醒一下，一般涌泉很少刺血，一方面因为疼，一方面因为涌泉是肾气始发，非不得已不刺。

## 读石油版书，获亲情馈赠

亲爱的读者朋友，首先感谢您阅读我社图书，请您在阅读完本书后填写以下信息。我社将长期开展“读石油版书，获亲情馈赠”活动，凡是关注我社图书并认真填写读者信息反馈卡的朋友都有机会获得亲情馈赠，我们将定期从信息反馈卡中评选出有价值的意见和建议，并为填写这些信息的朋友免费赠送一本好书。

### 《百年程氏养生经：养生大穴家用说明书 2》

**1. 您购买本书的动因（可多选）：**

☐ 书名　☐ 封面　☐ 内容　☐ 价格
☐ 装帧　☐ 纸张　☐ 双色印刷
☐ 书店推荐　☐ 朋友推荐　☐ 报刊文章推荐
☐ 作者　☐ 出版社　☐ 其他 ____________

**2. 您在哪里购买了本书（若是书店请写明书店地址和名称）？**

____________________ 购书时间 ________

**3. 您是怎样知道本书的（可多选）？**

☐ 报刊介绍 ________(报刊名称)　☐ 朋友推荐 ________
☐ 网站 ________(网站名称)　☐ 书店广告 ________
☐ 书店随便翻阅　☐ 其他 ________

**4. 您对本书印象如何（可多选）？**

封面：☐ 新颖　☐ 吸引眼球　☐ 一般，没创意　☐ 不适合本书内容
内容：☐ 丰富　☐ 有新意　☐ 一般　☐ 较差
排版：☐ 新颖　☐ 一般　☐ 太花哨　☐ 较差
纸张：☐ 很好　☐ 一般　☐ 较差
定价：☐ 太高　☐ 有点高　☐ 合适　☐ 便宜

**5. 您对本书的综合评价和建议（可另附纸）：**

____________________

____________________

**● 您的资料：**

姓名 ________ 性别 ________ 年龄 ________ 职业 ________
学历 ________ 电话(写明区号) ________ 手机 ________
电子邮件 ________ 邮编 ________
通信地址 ________

**● 我们的联系方式：**

地　　址：北京安定门外安华里2区1号楼石油工业出版社　王 昕　孙 宇
邮　　编：100011　E-mail：good9112@126.com　sunyu703@126.com
销售部电话：010-64523603　64523604　编辑部电话：010-64523645　64523616